FÜR CATHERINE UND HOLLY

DANKE, DASS IHR EURE ERFAHRUNGEN MIT UNS TEILT

RACHEL JONES

EINE ZYKLUS-THEOLOGIE (JA, ECHT!)

ÜBER GOTT, HORMONE, WEIBLICHKEIT, SCHMERZ UND SINN

Aus dem Englischen von Renate Hübsch

SCM
Hänssler

SCM

Stiftung Christliche Medien

SCM Hänssler ist ein Imprint der SCM Verlagsgruppe,
die zur Stiftung Christliche Medien gehört,
einer gemeinnützigen Stiftung, die sich für die Förderung
und Verbreitung christlicher Bücher, Zeitschriften, Filme und Musik einsetzt

MIX
Papier | Fördert gute Waldnutzung
FSC® C014496
FSC
www.fsc.org

Internet: www.scm-haenssler.de; E-Mail: info@scm-haenssler.de

Originally published under the following title:
A Brief Theology of Periods (Yes, really)

Übersetzung: Renate Hübsch
Lektorat: Cordula Orth
Umschlaggestaltung: Kathrin Spiegelberg, Weil im Schönbuch
Titelbild: istockphoto.com, Photology1971
Satz: typoscript GmbH, Walddorfhäslach
Druck und Bindung: GGP Media GmbH, Pößneck
Gedruckt in Deutschland
ISBN 978-3-7751-6196-1
Bestell-Nr. 396.196

INHALT

Zu Beginn

SO VIELE GRÜNDE

Ich möchte euch an einem Gespräch teilhaben lassen, das ich in dieser Form immer wieder geführt habe, seit ich an diesem Buch arbeite.

Person A [sagen wir mal ein ahnungsloses und wohlmeinendes Mitglied meiner Gemeinde]: *Schreibst du gerade an einem Buch?*

Ich [absichtlich vage]: *Nun ... ähm ... ja, ich schätze, ja.*

Person A [ahnt nicht, worauf sie sich einlässt]: *Oh toll! Worum geht's denn da?*

Ich [mit einem tiefen Atemzug und einem Lächeln]: *Es geht um die Periode.*

Person A: *Was für eine Periode? Meinst du einen Zeitraum?*

Ich: *Nein, die Periode. Du weißt schon, mit Blut.*

Person A [fassungslos]: *Oh ...*

[Pause]

Warum?!

Warum sollte jemand ein christliches Buch über die Periode schreiben?

Es gibt so viele Gründe ...

1. Die Periode gehört zum Leben

Beginnen wir mit dem Offensichtlichen: Für etwa 50 Prozent der Bevölkerung ist die Periode während eines großen Teils des Lebens eine Realität. Vier- bis fünfhundertmal im Leben – sechzig Tage im Jahr – hat eine Frau ihre Periode. Mehr oder weniger stark prägt unser Menstruationszyklus unseren Zeitplan, unser Verhalten und unsere Gefühle im Lauf eines jeden Monats – auch über diese speziellen »Tage« hinaus.

Für die meisten Frauen ist die Periode lästig und unangenehm. Manche Frauen setzt sie völlig außer Gefecht (mehr dazu in Kapitel zwei). So oder so: Sofern du deine Periode hast (oder sofern du sie nicht hast, obwohl du sie haben solltest), dann ist sie eine unabwendbare Tatsache des Lebens.

2. Die Bibel spricht in alle Lebensbereiche hinein

Die folgende Feststellung ist für dich hoffentlich ebenso offensichtlich: Wenn du Christin bist, gibt es keinen einzigen Bereich deines Lebens, der von deinem Glauben getrennt werden kann. Es gibt keinen einzigen Bereich, an dem Gott kein Interesse hat. Wenn die wichtigste Realität im ganzen Universum die ist, dass Jesus der Herr ist und dass er gestorben ist, um uns in eine ewige Beziehung zu Gott zu bringen, dann sollte diese Tatsache bestimmen, wie wir über alle anderen Realitäten unseres täglichen Lebens denken.

Von der Nutzung sozialer Medien bis dahin, was wir essen, wo wir arbeiten, wie viel wir schlafen, mit wem wir schlafen und was wir anziehen … – all das kann in gewisser Hinsicht (und in unterschiedlichem Ausmaß) *theologisch* durchdacht werden.

Das heißt, alles lässt sich in die große Geschichte dessen einordnen, was Gott in der Welt tut und zu welcher Lebensweise er uns ruft.

Es ist unglaublich, aber Gottes Wort hat wirklich zu *allen* Bereichen unseres Lebens etwas zu sagen. Und es gibt viele großartige Bücher, die darlegen, was die Bibel zu sozialen Medien, Arbeit, Freizeit, Sex, Schönheit oder Freundschaft sagt. Aber die Periode? Dazu gibt es so gut wie nichts. Wenn Christen dieses Thema als heikel empfinden, liegt das nicht daran, dass die Bibel das auch täte: Sie ist realistisch und nimmt kein Blatt vor den Mund. Sie spricht über das wirkliche Leben, wo es am härtesten ist: über Schmerz und das Aushalten von Schmerz, über Scham und Kampf, über Enttäuschung, Verlust und Liebe. Und sie spricht über Blut, und zwar *oft*.

Wenn also die Periode ein Teil des Lebens ist und die Bibel das ganze Leben anspricht, dann kann – ja, dann *will* – Gott etwas dazu sagen, wie wir sie erleben. Er möchte uns bestärken, ermutigen und herausfordern, wenn wir versuchen, mit Jesus zu leben – und zwar an jedem einzelnen Tag.

3. Das Leben spricht zu uns über das Evangelium

Aber umgekehrt funktioniert es auch. Es ist nicht nur so, dass die Bibel zu uns über das wirkliche Leben spricht; das wirkliche Leben spricht zu uns über das Evangelium. »Seht die Raben an…«, sagt Jesus. »Seht doch die Lilien, wie sie wachsen…« (Lukas 12,24.27). *Schaut euch um*, sagt Jesus, *und seht, wie Gott*…

Zugegeben, er hat nicht *direkt* gesagt: »Sieh dir mal deine Periode an.« Aber das allgemeine Prinzip ist dies, dass wir in einer von Gott geschaffenen Welt leben, die von ihrem Schöpfer spricht (mehr dazu in Kapitel eins). Also werden wir hier unsere Periode ansehen und bedenken.

Das bedeutet, dass die Periode nicht nur etwas sein muss, das wir ertragen oder erdulden müssen. Sie kann auch etwas Positives sein: etwas, das uns an geistliche Realitäten erinnert, auf denen unser Leben beruht, und das uns die Gelegenheit gibt, unseren Blick auf Jesus zu richten.

Ich weiß, das klingt wahrscheinlich *wirklich* seltsam. Ja, es mag sein, dass ich schon ein paar Monate zu lange in einem Zimmer sitze und über die Periode nachdenke. Aber habt Geduld mit mir. Es lohnt sich.

4. Die Bibel spricht über die Periode

Die ersten drei Punkte haben dich hoffentlich davon überzeugt, weiterzulesen. Aber jetzt kommt der entscheidende Punkt: Die Bibel spricht ausdrücklich über die Periode.

Mein persönlicher Favorit ist ein skurriler Vorfall in 1. Mose 31, wo Rahel die Hausgötter ihres Vaters Laban stiehlt, bevor sie mit ihrem Mann Jakob flieht. Laban holt das Paar ein, beschuldigt sie des Diebstahls und beginnt, ihr Hab und Gut zu durchsuchen. Rahel sitzt auf dem Platz, wo die Götterfiguren versteckt sind, und als Laban das Zelt durchsucht, sagt sie zu ihm: »Sei nicht böse, dass ich nicht aufstehen kann, Vater, aber ich habe gerade meine Tage« – mit dem Ergebnis, dass »Laban die Götter trotz seiner sorgfältigen Suche nicht finden« kann (1. Mose 31, 35). Das ist ziemlich gerissen. Aber wenn dein Mann ankündigt, dass derjenige, der die Hausgötter deines Vaters gestohlen hat, getötet wird und sie direkt unter dir an deinem Kamelsattel sind, was bleibt dir anderes übrig, außer still zu sitzen und es auf die »Weise der Frauen« zu schieben, wie die Elberfelder Bibel es elegant übersetzt?

Aber das war dann auch schon alles an Unterhaltsamem für menstruierende Frauen in der Bibel. Du weißt vielleicht, dass im Alten Testament Frauen während ihrer Periode als unrein galten (3. Mose 15, ein Abschnitt, mit dem wir uns in Kapitel drei ausführlich befassen werden) und dass Sex während der Periode ein absolutes Tabu war (3. Mose 18 und 19).

Wenn in unserer heutigen Kultur über die Periode gesprochen wird und dabei auch die Religion zur Sprache kommt, geschieht das fast immer in negativer Weise. Das ist nicht verwunderlich. Das Christentum wird dafür verantwortlich gemacht, dass die Periode seit Jahrhunderten tabuisiert wird. Begriffe wie »puritanisch« werden heute in einem abwertenden Sinn verwendet.

Hat das Christentum hier also den Schwarzen Peter? Wie können wir das, was die Bibel über die Periode sagt, verstehen, wenn es mit der Sichtweise der Menschen des 21. Jahrhunderts kollidiert?

5. Wenn wir unser Denken nicht von der Bibel formen lassen, wird unsere Kultur uns prägen

Seien wir realistisch: Dein Pfarrer wird wahrscheinlich in nächster Zeit keine Predigt über die Periode halten. Aber es gibt eine Menge anderer Leute, die das tun.

In den letzten Jahren haben sich in unserer Kultur immer mehr Stimmen zu Wort gemeldet, die die Periode zum Thema machen. Die Zahl der Bücher und Podcasts zu diesem Thema ist explosionsartig gestiegen. Die Periode wird im Fernsehen, in Filmen und in der Werbung immer sichtbarer. Im Jahr 2019 schaffte es das »Blutstropfen«-Emoji endlich in unsere Messaging-Apps, und ein Jahr später erhielt die Periode sogar ihre eigene offizielle Pantone-Farbbezeichnung (natürlich Rot – »Periodenrot«). Die sozialen Medien sind voll von lebhaften Diskussionen über Themen wie Periodenarmut, die Tamponsteuer, freies Bluten, umweltfreundliche Menstruationshygiene, gesundheitliche Ungleichheiten, »Gender-Pain-Gap« (Schmerzlücke zwischen den Geschlechtern), bestimmte Erkrankungen wie Endometriose und die Frage, wie man die Menschen, die ihre Periode haben, nennen soll – Frauen, Menstruierende oder wie sonst?

Die Sache ist die: Nichts von dem, was wir lesen, sehen oder hören, ist ideologisch neutral – alles sagt uns auf subtile (oder weniger subtile) Weise, wie wir denken und handeln sollen. Alles kommt mit eigenen impliziten Botschaften darüber, was gut und was schlecht und was im Leben im Allgemeinen wichtig ist.

Wenn wir also ein Thema nicht bewusst *nach christlichen Maßstäben* reflektieren, wird unser Denken am Ende nur davon geprägt, was die Welt uns sagt. Und das ist zwar selten ganz falsch, aber auch meist nicht ganz richtig. Für Christen gilt die Bibel als Maßstab dafür, was gut, was schlecht und was wichtig ist. Wir müssen lernen, unsere Kultur kritisch zu betrachten, und Wege finden, Wahrheit von der Lüge zu unterscheiden, Weisheit inmitten der Torheit zu erkennen und unser gesamtes Denken vom Wort Gottes prägen zu lassen.

Das gilt für jedes Thema. Aber die Periode ist eins, das uns ziemlich regelmäßig begegnet – sowohl auf unseren Bildschirmen als auch, na ja, in unseren Slips.

Und wenn du Pastor, Ehemann, Vater oder Freund bist und dies liest, weil du den Frauen in deinem Umfeld wertschätzend begegnen willst, dann danke ich dir. Ich hoffe, dass dir dieses Buch dabei hilft.

6. Es geht um viel mehr als um die Periode

Ich stelle mir vor, dass du dieses Buch aus reiner Neugier in die Hand genommen hast. »Ein christliches Buch über die Periode? Na, das ist ja mal was ganz Neues.«

Aber jetzt, wo ich dich so weit gebracht habe, möchte ich dich auf eine Reise mitnehmen, auf der es um viel mehr geht als nur um die Periode. Verstehe mich bitte nicht falsch. Wir werden uns intensiv mit diesen besonderen Tagen im Monat auseinandersetzen. Aber das berührt auch so viele weiter gehende Fragen: Wie werden wir durch die Periode dazu angeregt, darüber nachzudenken, was es bedeutet, einen Körper zu haben oder sterblich zu sein? Was macht überhaupt eine Frau aus? Wie redet Gott? Wozu ist die Menschheit geschaffen und was ist der Sinn des Lebens? Wie verbringen wir jetzt unsere Zeit und was werden wir in der Ewigkeit tun?

Und der Ausgangspunkt für das alles ist die Periode.

7. Ein gewagtes Projekt mit unerwarteten Folgen

Mir ist schon klar: Ein christliches Buch über die Periode zu schreiben, mutet wahrscheinlich seltsam an. Aber so seltsam bin ich eigentlich gar nicht. Ich schreibe dieses Buch als jemand, die nicht nur ihre Periode hat, sondern auch eine Vorliebe dafür, an Grenzen zu gehen. Als ich die Idee zu diesem Buch zum ersten Mal äußerte, ging ich nicht davon aus, dass irgendjemand sie ernst nehmen würde. Dann wollte ich sehen, ob ich jemanden dazu bringen könnte, sie ernst zu nehmen. Und tatsächlich wurde die Idee ernst genommen – aus all den Gründen, die ich oben genannt habe.

Und jetzt steht tatsächlich mein Name auf einem christlichen Buch über die Periode, und du hältst es in der Hand.

Also, willkommen.

DAMIT WIR UNS RICHTIG VERSTEHEN

Bevor wir richtig ins Thema einsteigen, sollten wir einige Dinge klarstellen.

Erstens: Die Art und Weise, wie wir die Periode erleben, ist *sehr* unterschiedlich. Das gilt zunächst rein körperlich. Selbst hinter einer so grundlegenden Annahme wie der, dass der durchschnittliche Zyklus 28 Tage dauert, verbirgt sich eine große Vielfalt an Lebensrealitäten. Einer Studie zufolge, bei der Daten der Natural-Cycles-App zur natürlichen Verhütung ausgewertet wurden, haben nur 13 Prozent aller Frauen tatsächlich einen 28-tägigen Zyklus.[1] Die Periode kann mehr oder weniger regelmäßig, mehr oder weniger lang, mehr oder weniger stark, mehr oder weniger schmerzhaft und mit mehr oder weniger Gefühlsschwankungen verbunden sein. Oder vielleicht hast du überhaupt keine Periode, und auch dafür gibt es eine Vielzahl von Gründen.

Und wie wir unsere Periode *empfinden*, ist ebenfalls höchst unterschiedlich. Es hängt von unserer Kultur, unserem familiären Hintergrund, unserem Alter und unserer Lebenssituation ab. Für eine 18-Jährige, die gerade von zu Hause ausgezogen ist, hat die Periode eine ganz andere Bedeutung als für eine 28-Jährige, die ein Kind erwartet, oder eine 48-jährige Alleinstehende.

Aber wie immer deine Erfahrungen aussehen mögen, ich hoffe, dass du auf den folgenden Seiten etwas findest, das für dein Leben ein Gewinn ist und dich zum Nachdenken anregt. Nicht, weil ich über die nötige Einsicht verfüge, all diese verschiedenen Situationen zu erkennen und anzusprechen – das würde ich mir nicht anmaßen –, sondern weil wir uns einfach die Aussagen der Bibel ansehen werden. Und wie ich bereits gesagt habe: Ich bin überzeugt, dass die Bibel jeder und jedem Einzelnen von uns etwas für das Leben zu sagen hat – wie immer das Leben im Moment aussieht.

Zweitens: Dies ist kein Gesundheitsratgeber für Frauen. Es gibt zu diesem Thema eine Menge faszinierender Bücher. Etliche davon habe ich mit Vergnügen gelesen, du vielleicht auch. Wir werden uns zwar ein wenig mit Biologie befassen, aber nur insoweit, als es uns bei der Theologie hilft. Ich bin keine Ärztin, und es ist nicht meine Aufgabe, dir zu sagen, ob das, was du erlebst, normal oder gesund oder was auch immer ist. Wenn du dir Sorgen machst, dass etwas mit deinem Menstruationszyklus nicht in Ordnung ist – oder wenn deine Periode dich daran hindert, deinen normalen Alltagstätigkeiten nachzugehen –, möchte ich dich ermutigen, darüber mit einem Arzt zu sprechen. Ich kann dir zwar keine ärztliche Beratung anbieten, aber ich hoffe, dass das Thema für dich weniger heikel oder peinlich ist, wenn du dieses Buches gelesen hast. Ich hoffe, dass du ein bisschen zuversichtlicher und hoffnungsvoller bist, was deine Periode im Allgemeinen angeht, oder dir Hilfe suchst, wenn du spezielle Bedenken oder Sorgen hast.

Drittens: Einzelne Inhalte in diesem Buch könnten schwer zu lesen sein. In der Tat könnte manches dich schockieren oder deine Gefühle verletzen. Ich habe versucht, die Themen, um die es geht, ernst zu nehmen, ohne mich selbst zu ernst zu nehmen. Aber wir kommen nicht an der Tatsache vorbei, dass das, was die Bibel über uns (und unseren Körper) sagt, nicht immer das ist, was wir hören wollen. Aber wenn wir bereit sind, es trotzdem zu hören – wenn wir bereit sind, ins Licht zu treten –, dann werden wir es als befreiend empfinden. Denn vor allen Dingen möchte ich dich auf Jesus hinweisen: auf den, der gekommen ist, um Freiheit und Hoffnung und Leben in Fülle zu bringen (Johannes 10,10). Bei ihm gibt es keine Verurteilung – nur Gnade.

Warum ein Buch über die Periode schreiben? Weil ich für jeden aus meiner Gemeinde, der höflich-erstaunt reagiert hat, wenn ich von diesem Buch erzählt habe – für jedes Gespräch, das wie das auf Seite 9 geschilderte verlaufen ist –, mehr Frauen getroffen habe, deren Augen aufleuchteten und die gesagt haben: »Wirklich? *Fantastisch.* Ich kann es kaum erwarten, es zu lesen.«

Und wenn du ebenso reagierst, dann bin ich froh, dass du dieses Buch liest. Es wird bestimmt unterhaltsam. Zumindest wird das Lesen mehr Spaß machen, als tatsächlich deine Periode zu haben – aber da die Messlatte damit nicht sehr hoch liegt, glaube ich kaum, dass mein Verlag dieses Versprechen auf die Rückseite drucken wird. Und auch wenn die Lektüre dieses Buches das Erleben deiner Periode als solches nicht unbedingt heiterer machen wird, so hoffe ich doch, dass es sie positiv beeinflussen wird. Betrachte das Folgende also als ein Abenteuer für theologisch Neugierige. Dieses Buch ist für Frauen, die bluten, und für Frauen, die aufgehört haben zu bluten; es ist für dich, wenn du deine Periode hasst und dich durch jede einzelne hindurchquälst, und es ist für dich, wenn du mit deiner

Periode gut zurechtkommst und nie einen zweiten Gedanken an sie verschwendet hast.

Zu welcher Gruppe du auch immer gehörst – mein Wunsch ist es, dass du am Ende dieses Buches darüber jubeln kannst, dass Gott dich als den Menschen geschaffen hat, der du bist, darüber, wie Gott dich gerettet hat und dass er seine befreiende und positive Wahrheit in alle Erfahrungen des Lebens hineinspricht – auch in die blutigen.

1

SO VIEL POTENZIAL

Unser Körper ist fantastisch. Alles daran.

Genauer gesagt und zugespitzt für dieses Buch: Dein weiblicher Körper ist fantastisch.

Natürlich ist es gut möglich, dass du noch nie so richtig positiv wahrnehmen konntest, *wie* unglaublich dein Körper »da unten« ist. Weil es dir nie jemand gesagt hat. Vielleicht hat man dir in der Schule etwas darüber beigebracht, aber diese Art der Aufklärung ist sehr unterschiedlich und oft ziemlich minimal – so sehr, dass in einer Umfrage fast jedes vierte Mädchen angab, sich nicht auf seine erste Periode vorbereitet zu fühlen[2]. Meine arme Mutter dachte, sie würde sterben, weil niemand sie darüber informiert hatte, was passieren würde. Meine Freundin Maya wusste genau, was passierte, wollte es aber nicht wahrhaben und brachte diesen Tag hinter sich, als sei nichts geschehen.

Es könnte aber auch sein, dass deine Lehrer im Sexualkundeunterricht alles Wichtige richtig gesagt haben, du aber – wie eine andere Freundin von mir – einfach mittendrin in Ohnmacht gefallen bist. (Sie hat immer behauptet, es seien die animierten Diagramme gewesen.) Vielleicht ist das alles aber auch nur schon sehr lange her.

Wenn du also wie ich eine Auffrischung brauchst – oder davon überzeugt werden willst, dass die Behauptung, mit der ich dieses Kapitel begonnen habe, in irgendeiner Weise wahr ist –, dann erfährst du hier, was passiert, wenn du deine Periode hast. Betrachte dies als deine Einladung zu einer 28-tägigen Hormon-Cocktailparty, die du – ob du dir dessen bewusst bist oder nicht – jeden Monat in deinem Körper veranstaltest. Oder dein Körper in dir.

COCKTAILPARTY DER HORMONE

Tag 1-6 (ca.): Der erste Tag der Periode wird als »Tag eins« des Zyklus bezeichnet. Das ist hilfreich, denn diesen Moment können wir alle mit Sicherheit erkennen. Normalerweise denken wir bei dem, was wir sehen können, an Blut, aber es enthält auch Zellen der Gebärmutterschleimhaut und Gebärmuttergewebe, da sich die Gebärmutterschleimhaut ablöst, wenn keine Schwangerschaft besteht.

Zu diesem Zeitpunkt geht die Party in einem deiner beiden Eierstöcke so richtig los. Der entscheidende Gast ist das follikelstimulierende Hormon (FSH), das von der Hirnanhangsdrüse (Hypophyse) ganz oben in deinem Gehirn kommt. Wenn es eintrifft, bringt es die Follikel zu einem Wettbewerb auf Touren (wie bei einem Trinkspiel oder, bei christlichen Eierstöcken, einem Brettspiel). Der Preis besteht darin, das nächste Ei ausbilden zu dürfen, das in die große, weite Gebärmutter geschickt wird, um befruchtet werden zu können. Nur der Größte und Beste wird gewinnen.

Tag 7-13: Dies ist der zweite Teil der ersten Phase deines Menstruationszyklus, die »Follikelphase«. Am Ende deiner Periode ist der Gewinnerfollikel für den nächsten Monat bereits ausgewählt. Dieser Follikel setzt Östrogen frei, das die Hypophyse in deinem Gehirn anweist, die Produktion von FSH zu stoppen, sodass die anderen, kleineren Follikel aufhören zu wachsen, während der dominante Follikel weiter heranreift (er wächst von unter 4 mm auf bis zu 25 mm an). Östrogen bewirkt, dass sich die Gebärmutterschleimhaut verdickt, und es regt die Produktion von Gebärmutterhalsflüssigkeit an, um die Empfängnis zu erleichtern. Außerdem sorgt es dafür, dass wir positiver gestimmt sind und uns geselliger fühlen. Östrogen ist ein Wohlfühl-Partygast, der sehr unterhaltsam ist – er witzelt herum, kokettiert mit den Jungs und stürmt als Erster auf die Tanzfläche.

Tag 14: Eisprung. Das vom Eierstock produzierte Östrogen lädt das luteinisierende Hormon (LH) aus der Hirnanhangsdrüse ein, sich der Party anzuschließen, was wiederum mehr Östrogen anregt, bis ... Voilà! Das Ei ist in seinem Follikelherd zur Perfektion gekocht. Es wird im Eileiter serviert, wo es etwa 12 bis 24 Stunden lang lebensfähig bleibt – für die Begegnung mit einem Spermium.

Ab Tag 15: Wir befinden uns jetzt in der zweiten Phase unseres Menstruationszyklus, der »Lutealphase«. Zurück im Eierstock wird der leere Follikel zu einer Drüse, die, angeregt durch das LH aus dem Gehirn, ein weiteres Hormon produziert: Progesteron. Progesteron ist eine fürsorgliche Seele. Es unterstützt eine Schwangerschaft, wenn dies erforderlich ist, aber es bringt auch gesundheitlich einen großen Nutzen, wie etwa den Aufbau von Knochengewebe. Es ist ein Hormon von der Art, die lieber mit ein paar wenigen Menschen zusammensitzt, als eine Hausparty zu veranstalten, und die man manchmal tränenüberströmt im Bad antrifft.

In dieser Phase verdickt sich die Gebärmutterschleimhaut weiter auf etwa 18 mm – sie ist also mehr als viermal so dick wie am Ende der Periode. Das sind eine Menge roter Farbschichten.

Ab Tag 20: Progesteron- und Östrogenspiegel verabschieden sich allmählich wie die Gäste einer Party, die nach und nach verschwinden. Wie aufs Stichwort tauchen die Prostaglandine auf. Wie Eltern, die nach Hause kommen und die Hinterlassenschaften einer Teenager-Party vorfinden, weisen die Prostaglandine die Gebärmutterschleimhaut an, aufzuräumen. Und es gibt da auch einiges aufzuräumen (aber hey – hast du mitbekommen, dass im Eierstock auf der anderen Seite gerade die nächste Party steigt? Also, dann mal los!).[3]

FÜNFHUNDERT MAL

Das geht also in dir vor, und zwar jeden Monat – wer hätte das gedacht?

Nun, ich zum Beispiel nicht. Bis ich dieses Buch geschrieben habe, wusste ich 80 Prozent von dem allen nicht, obwohl ich etwa 200 solcher Zyklen selbst erlebt habe. Mein Menstruationszyklus ist ein fein abgestimmtes, kompliziert ausbalanciertes System mit Hormonen, die harmonisch zusammenarbeiten, indem sie aktiv werden und dann wieder inaktiv, Prozesse stoppen und Prozesse starten und miteinander »reden« … und das alles, ohne dass ich es ihnen sagen muss.

Mein Eierstock wartet nicht auf einen bewussten Befehl, bevor er sich auf die Eizellen des nächsten Monats stürzt. Er macht seine Sache, Monat für Monat, ungefähr 400 bis 500 Mal in meinem Leben, weitgehend unbemerkt von mir.

Das ist, gelinde gesagt, bemerkenswert. Und das ist nur ein einziger Komplex von Organen und Drüsen! Unser Körper besteht aus einem ganzen Netzwerk von komplizierten Systemen, die uns am Leben und gesund erhalten – das Kreislaufsystem, das Verdauungssystem, das Immunsystem und so weiter. Und wir müssen sie nicht verstehen, um von ihnen zu profitieren.

In diesem Sinne ist das Leben in unserem Körper ein unfassbares Geschenk. Wir haben es nicht entworfen, wir haben es nicht gekauft und das meiste davon steuern wir nicht bewusst, und viele von uns wissen auch nicht viel darüber.

Aber es gehört uns. Das *sind* wir. Und es ist unglaublich.

WARUM DIE PERIODE?

Das ist also das, *was* während einer Periode geschieht. Die nächste Frage ist natürlich: *Warum?*

Wenn man es genauer betrachtet, ist die Periode aus evolutionärer Sicht scheinbar unsinnig. Sie ist ressourcenintensiv – es braucht viele Nährstoffe, um die komplette Gebärmutterschleimhaut aufzubauen. Außer dem Menschen scheiden nur wenige Säugetiere ihre Gebärmutterschleimhaut aus: einige Primatenarten, Fledermäuse, Elefantenspitzmäuse und die Stachelmaus. Die meisten anderen Säugetiere resorbieren die Gebärmutterschleimhaut sinnvollerweise wieder in ihrem Körper.

Wissenschaftler haben verschiedene Theorien darüber, warum es für unseren Körper vorteilhaft ist, jeden Monat eine Woche lang zu bluten – aber es sind, nun ja, Theorien. Warum haben wir unsere Periode? Ein ehrlicher Wissenschaftler wird sagen, dass wir es nicht genau wissen.

Aber die Bibel sagt, dass wir es wissen *können*. Oder besser gesagt, sie sagt, dass unser Körper – sowohl in seinem Design als auch in seinen Details – dazu bestimmt ist, uns eine Botschaft zu senden.

Dieses Prinzip wird von Theologen die »allgemeine Offenbarung« genannt. Die Vorstellung dahinter ist die, dass alles Geschaffene etwas über unseren Schöpfer *offenbart*. »Der Himmel verkündet die Herrlichkeit Gottes« (Psalm 19,2), heißt es in der Bibel. Und weiter: »Seit Erschaffung der Welt haben die Menschen die Erde und den Himmel und alles gesehen, was Gott erschaffen hat, und können daran ihn, den unsichtbaren Gott, in seiner ewigen Macht und seinem göttlichen Wesen klar erkennen« (Römer 1,20). Zu »alles ..., was Gott erschaffen hat« gehört auch dein Körper. Als Teil der Schöpfung bist du ein kleines, aber wunderbares, lebendiges Aushängeschild für die Herrlichkeit deines Schöpfers – für sein »Gott-Sein«.

Unser Körper sagt uns also etwas über *Gott*. Er weist auf die Existenz von jemandem jenseits von uns hin – auf einen Schöpfer und Geber – und offenbart etwas über das Ausmaß seiner Macht und über die Güte seines Charakters. Dies werden wir in diesem Kapitel sehen. Wenn der Psalmist den Kosmos und den Platz des Menschen darin betrachtet, ruft er aus: »Herr, unser Herrscher, herrlich ist dein Name auf der ganzen Erde« (Psalm 8,2.10).

Und nicht nur das: Unser Körper sagt uns etwas über uns selbst. Er erzählt nicht nur von dem, der uns geschaffen hat, sondern auch davon, *wozu* er uns geschaffen hat. Wie die Autorin Nancy Pearcey es ausdrückt:

> Wir können in der Schöpfung Zeichen für Gottes Existenz und seine Absichten »lesen« ... Es ist offensichtlich, dass Lebewesen zu einem bestimmten Zweck gestaltet sind: Augen sind zum Sehen da, Ohren zum Hören, Flossen zum Schwimmen und Flügel zum Fliegen.[4]

Und die Periode ist dazu da ... nun, hierzu kommen wir noch.

Diese Vorstellung, dass unser Körper eine Botschaft für uns hat, wird in gewissem Sinn auch von Nichtchristen wahrgenommen, die das Thema von einem säkularen Standpunkt aus betrachten – auch wenn die »Botschaft«, die sie hören, eine andere ist als die, die Gott beabsichtigt hat. In ihrem TED Talk aus dem Jahr 2019 »Why can't we talk about periods?« sagt die Gynäkologin und Kolumnistin der *New York Times* Jen Gunter:

> Im Oestrus-Zyklus [für eine Schwangerschaft] kommt das letzte Signal, die Gebärmutterschleimhaut vorzubereiten, vom Embryo. Aber bei der Menstruation geht diese Entscheidung vom Eierstock aus. Es ist, als ob eine Entscheidung in unseren Fortpflanzungsorganen kodiert ist.

Das Live-Publikum applaudierte daraufhin heftig, da es ihre Aussage offenbar als Unterstützung für die freie Entscheidungsmöglichkeit der Frau für oder gegen ein Kind ansah. Egal, was du von der Schlussfolgerung hältst, die Jen Gunter gezogen hat (fürs Protokoll: Ich denke, es mangelt ihr an Logik) – der Punkt für unseren Zusammenhang ist der, *dass* sie eine Schlussfolgerung gezogen hat.

Und als Christen sollte uns das nicht überraschen. In Römer 1 ist die Rede davon, dass sich die Menschheit in einem

Zustand befindet, in dem sie die Wahrheit zwar *sieht,* sie aber gleichzeitig *ablehnt*: »Dabei wissen sie von Gott; Gott selbst hat ihnen diese Erkenntnis gegeben«, aber die Menschen sind so beschaffen, dass sie »die Wahrheit ablehnen« durch »Gottlosigkeit und Ungerechtigkeit« – durch die Weigerung, Gott als Gott anzubeten (Römer 1,18-19). Wir betrachten unseren Körper, und unwillkürlich hören wir ihn reden – aber da wir Menschen instinktiv die Wahrheit ablehnen, sind die Worte, die wir hören *wollen,* nur unsere eigenen.

Aber die gute Nachricht ist: Es gibt einen Weg, Gottes Botschaft deutlicher zu hören. Wir sind nicht nur auf seine »allgemeine Offenbarung« beschränkt – wir haben auch seine »besondere Offenbarung«. Die wichtigste Weise, wie Gott heute zu uns spricht, ist durch sein Wort, die Bibel. Durch die Heilige Schrift offenbart der lebendige Gott sich selbst – und vor allem offenbart er, was Jesus für uns getan hat und wie wir durch Christus gerettet werden können. Niemand ist so besonders wie er, Jesus. Aber wir brauchen Gottes Geist, damit er uns die Augen für die Wahrheit öffnet, damit wir die Welt durch die Brille der Heiligen Schrift betrachten und hören können, was Gott zu sagen hat.

Und das ist auch das Prinzip dieses Buches.

Wir werden uns unseren wunderbar geschaffenen Körper ansehen – auch unseren Schoß – und sehen, dass er uns etwas über Gott und das Leben in seiner Welt erzählt. Dann werden wir uns Gottes Wort ansehen und feststellen, dass es uns etwas über unseren Körper, über Gott und über das Leben in seiner Welt sagt. Und wir werden entdecken: Wenn wir diese beiden unterschiedlichen Perspektiven gemeinsam betrachten, ergeben sie beide mehr Sinn.

Fangen wir also damit an, hinzuhören.

WAS DIE PERIODE UNS ÜBER GOTT ERZÄHLT

Wir haben bereits über das kleine Wunder des Menstruationszyklus gestaunt. Wir haben bereits Hinweise auf einen Designer mit einer Intelligenz gesehen, die unsere eigene übersteigt – Hinweise, die nahelegen: Wenn das Leben im Körper ein unglaubliches Geschenk ist, dann muss es einen großzügigen Geber hinter unserer Existenz geben.

In den ersten Kapiteln der Bibel werden diese Dinge nicht nur angedeutet, sondern gleich mit den ersten Worten verkündet:

> Am Anfang schuf Gott den Himmel und die Erde.
> *1. Mose 1,1*

Was in 1. Mose 1 folgt, ist geradezu ein wilder Wirbel an Leben und an Farben: weite Meere und offene Himmelsräume; Pflanzen, die vor Samen strotzen; eine explosionsartige Vermehrung von Vögeln und Tieren, die springen, klettern, schwärmen, schwimmen, kreischen, quieken …

Nur ist es weniger ein wilder Wirbel als vielmehr ein sorgfältig choreografierter Tanz, bei dem jeder Raum und jedes Wesen sorgfältig »nach seiner Art« geordnet ist. So, als würde man geübte Tanzpaare in einem Ballsaal sehen – jedes Paar für sich ist eine Freude, aber als Ganzes betrachtet ist es ein großartiges Schauspiel: Die Tänzer umkreisen einander, schweben elegant aneinander vorbei, bewegen sich leidenschaftlich oder verhalten im Takt der Musik der Jahreszeiten. Und das Ganze wird noch wundervoller, indem Gott jedes neue Paar, das die Tanzfläche betritt, ankündigt: Licht und Dunkelheit, Erde und

Himmel, Land und Meer, Pflanzen und Bäume, Sonne und Mond, Vögel und Fische, Vieh und wilde Tiere. Wenn wir dieses erste Kapitel der Bibel lesen, fühlen wir uns eingeladen, die Schöpfung aus der Perspektive des Himmels zu betrachten und in Gottes Beifall einzustimmen: Es ist gut.

Bis wir auf einmal selbst auf die Bühne gerufen werden: Mann und Frau.

> Da sprach Gott: »Wir wollen Menschen schaffen nach unserem Bild, die uns ähnlich sind. Sie sollen über die Fische im Meer, die Vögel am Himmel, über alles Vieh, die wilden Tiere und über alle Kriechtiere herrschen.«
> So schuf Gott die Menschen nach seinem Bild, nach dem Bild Gottes schuf er sie, als Mann und Frau schuf er sie.
> *1. Mose 1,26-27*

Und jetzt, wo die Ebenbilder Gottes ihren Platz eingenommen haben, ist die Schöpfung sehr gut (V. 31).

Wie in jenen allerersten Tagen zeugt auch heute alles, was Gott geschaffen hat – das Sichtbare und das Unsichtbare –, von einem Schöpfer, der intelligent, fantasievoll, mächtig, großzügig und gut ist. Und das gilt sogar für uns selbst.

Und es gilt auch für unsere verborgensten Seiten, einschließlich der Seiten, die wir nicht sehen können. Ich hoffe, es wird mich auch weiterhin begeistern, dass ein Hormon, das in meinem Gehirn ausgeschüttet wird, etwas in meiner Gebärmutter bewirken kann. Jeden Monat werde ich aufs Neue von meiner Periode überrascht, wenn ich plötzlich »Rot« sehe (ich bin nicht sehr gut darin, einen Zykluskalender zu führen), und mein Menstruationszyklus mag sich meinem Verständnis weitgehend entziehen – aber er entzieht sich nicht dem Verständnis Gottes. Er kennt ihn, denn er hat ihn geschaffen. Und er ist nur ein winziger Teil davon, was er alles in meinem Körper geschaffen hat, ganz zu schweigen von dem, was darüber hinausgeht. *So* kenntnisreich ist er, *so* kreativ, *so* mächtig, *so* gut. Er ist schlicht und ergreifend unergründlich.

Zugegebenermaßen geht mir das normalerweise nicht durch den Kopf, wenn ich meine Periode habe. Mein Hirn schaltet nicht auf »Wow« oder auf »Lobpreis«. Aber es könnte das tun, und es sollte es auch tun, und vielleicht würde ich mich besser fühlen, wenn es so wäre. Denn wenn der Psalmist bedenkt, dass Gott »alles in [ihm] geschaffen« hat, dann geht ihm genau das durch den Kopf: »Ich danke dir, dass du mich so herrlich und ausgezeichnet gemacht hast!« (Psalm 139,13-14). Und je mehr wir über unseren Körper erfahren, desto mehr gibt es, wofür wir in dieser Weise danken können.

Das bedeutet nicht, dass die Periode *an sich* notwendigerweise Teil von Gottes ursprünglich sehr guter Schöpfung war (auch wenn das eine interessante Frage ist – wenn du willst, kannst du dich mit mir gemeinsam im Anhang auf Seite 129 damit auseinandersetzen). Aber es bedeutet, dass wir durch die Periode jeden Monat »hautnah« daran erinnert werden, wie komplex unser Körper geschaffen ist.

Und wenn wir unseren Körper durch die Brille der Bibel betrachten, können wir dann anders, als unseren Schöpfer anzubeten?

WAS UNS DIE PERIODE ÜBER UNS SELBST VERRÄT

Unser Körper sagt uns nicht nur etwas über den Schöpfer – er sagt uns auch etwas über uns selbst und über die erstaunliche Absicht, mit der wir erschaffen wurden. Und wieder einmal wirft die Bibel ein Licht auf die Realität, in der wir leben:

> So schuf Gott die Menschen nach seinem Bild, nach dem Bild Gottes schuf er sie, als Mann und Frau schuf er sie.
> Und Gott segnete sie und gab ihnen den Auftrag: »Seid fruchtbar und vermehrt euch, bevölkert die Erde und nehmt sie in Besitz. Herrscht über die Fische im Meer, die Vögel in der Luft und über alle Tiere auf der Erde.«
> *1. Mose 1,27-28*

Die ersten Menschen werden gesegnet: Sie sind die glücklichen Empfänger der überfließenden Liebe, Gunst und Großzügigkeit Gottes. Anders als alles, was vor ihnen geschaffen wurde, sind sie nach Gottes Bild geschaffen. Und mit diesem *Segen* ist ein besonderer *Auftrag* verbunden – das, was manchmal als »kulturelles Mandat« bezeichnet wird (V. 28). In diesen Versen steckt so viel – aber im Rahmen dieses Buches werden wir nur auf zwei Aspekte eingehen.

Erstens: *Unser Körper ist gut.* Er ist ein grundlegender Teil dessen, was uns als Menschen ausmacht. Als Adam Eva zum ersten Mal sieht, erklärt er: »Sie ist ein Teil von meinem Fleisch und Blut!« (1. Mose 2,23); nicht, wie wir vielleicht schreiben würden, »Teil meiner Seele« oder »Teil meines Herzens«. Es geht nicht darum, dass der Organismus lediglich in einem Körper *untergebracht* ist. Wir sind in diesem Leben nicht in einem Körper *gefangen,* sodass wir darauf warten müssten, dass wir ihn im nächsten Leben wieder loswerden können. Nein, wir Menschen sind *leibhaftige* Seelen und werden dies auch in der neuen Schöpfung sein (wenn unser Körper vollkommen gemacht wird).

Unser Menschsein, unsere Geschöpflichkeit, hat etwas *Körperliches* an sich. Gewiss, wir sind mehr als unser Körper ... Aber wir können auch nicht ohne ihn sein. Es ist alles miteinander verbunden: Geist, Körper, Seele – alles. Und wie der Rest der Schöpfung ist auch unser Körper *gut.*

Dies nicht aus dem Blick zu verlieren, ist besonders wichtig, wenn wir uns mit dem Thema Periode beschäftigen, gerade weil diese Thematik für viele von uns mit schmerzhaften oder beschämenden Assoziationen verbunden ist. Wir werden in den folgenden Kapiteln darauf zurückkommen. Dies nicht zu vergessen ist umso wichtiger in einer Kultur, die dazu neigt, das wahre Selbst als vom Körper getrennt zu betrachten. Diese Verse erinnern uns daran, dass unser biologisches Geschlecht nicht belanglos, sondern von Anfang an Teil von Gottes Schöpfungsordnung ist.

Dass die Bibel den Körper so sehr betont, ist auch der Grund, warum es sich für uns Christen lohnt, über die Periode nachzudenken. Sie liegt nicht außerhalb der Zuständigkeit der Theologie, und sie ist auch nicht so unappetitlich, dass sie keinen Raum im Rahmen unserer Nachfolge beanspruchen dürfte. Da unser Körper wichtig ist und mit unserem weiblichen Körper etwas Konkretes geschieht (er blutet oder er blutet nicht, obwohl er bluten soll), sollten wir damit rechnen, dass uns dies in unterschiedlichem Ausmaß körperlich, seelisch und geistlich beeinflusst. Wir können unsere Seele genauso wenig vor der Tür des

Toilettenhäuschens stehen lassen wie unseren Körper. Gott hat alles geschaffen, er sieht alles und alles ist ihm wichtig – und das kann es für uns auch sein.

Und zweitens *hat unser Körper einen Zweck.* Gott erschafft die Menschen als männlich und weiblich, verschieden und doch zusammen, und sagt ihnen: »Seid fruchtbar und vermehrt euch, bevölkert die Erde und nehmt sie in Besitz« (1. Mose 1,28). *Sorgt dafür, dass die Erde mit weiteren Menschen bevölkert wird.* Ob wir nun im Sexualkundeunterricht in Ohnmacht gefallen sind oder nicht – ich bin mir sicher, dass wir alle verstanden haben, wie das geschieht. Es braucht ein männliches und ein weibliches Wesen, verschieden und doch zusammen. Gott sagt den Menschen, wozu sie geschaffen sind, und er stattet ihre Körper mit den biologischen Voraussetzungen aus, um diese Absicht Gottes auch auszuführen (in unserem Fall mit Eierstöcken, einer Gebärmutter, einem Gebärmutterhals und einer Vagina, die während der Wehen *alle möglichen Dehnungsübungen* machen kann).

Dies wird von unserem Freund, der »allgemeinen Offenbarung«, bestätigt. In Anlehnung an das obige Zitat von Nancy Pearcey: Augen sind zum Sehen da, Ohren zum Hören und der Mutterleib zum ... Heranwachsen von Babys.

Und das ist auch gut so. Wenn schon die Periode in biologischer Hinsicht beeindruckend ist, dann erreicht der Prozess, in dem *ein menschliches Wesen in dir heranwächst,* eine ganz andere Dimension (der Schmerz, der mit der Geburt verbunden ist, erreicht allerdings noch eine andere Dimension). Vielleicht kennst du dieses ehrfürchtige Staunen, wenn du ein winziges Baby im Arm hältst: Auf einmal ist da dieser kleine Mensch, den es vorher nicht gab. Und dieses Bündel in deinen Armen ist kein bloßes Säugetier, sondern ein Mensch – ein Mensch, der das Ebenbild unseres wunderbaren Gottes trägt, mit all dem Potenzial, der Bestimmung und dem Privileg, das das mit sich bringt. Der Körper der Frau ist von Gott mit der Fähigkeit ausgestattet, neues Leben in die Welt zu setzen – an seiner Schöpfung teilzuhaben, neue Menschen nach seinem Bild zu »erschaffen«. Es ist fast so, als wäre die »Bühne des Weltalls«, auf der Gott das Wunder der Schöpfung in 1. Mose 1 inszeniert hat, zusammengeschrumpft auf die Größe unseres Schoßes, wo das Wunder im Kleinen geschieht.

Verständlich, dass dieser Entwurf von Gott in 1. Mose 1,28 als »Segen« bezeichnet wird. Und auf den folgenden Seiten der Bibel lesen wir von einer Frau nach der anderen, die die Mutterschaft ersehnt und bejubelt hat: Sarah, Rahel, Lea, Ruth, Hanna.

Und für die Freude der Mutterschaft müssen wir unserem Freund, dem Menstruationszyklus, danken. Um es mit den Worten meiner Freundin Holly zu sagen:

> Es gibt nichts, was ich an meiner Periode mag. Aber seit ich vor zwei Jahren meinen Sohn bekommen habe, weiß ich meinen Menstruationszyklus und die Tatsache, dass es durch ihn erst möglich ist, ein winziges menschliches Leben in mir heranwachsen zu lassen und auszutragen, ganz neu zu schätzen. Mutter zu sein, das verlangt mir so viel mehr ab, als ich mir je vorgestellt habe. Aber mein Sohn ist einfach umwerfend, und ich liebe ihn so sehr, und das alles möchte ich um nichts in der Welt missen.

Wenn die Periode kommt, ist das ein Zeichen dafür, dass, soweit man das selbst beurteilen kann, grundsätzlich alles in Ordnung ist. In dem Moment kann man sich bewusst machen: »Gott hat mich als Frau mit der Fähigkeit geschaffen, ein Baby in mir heranwachsen zu lassen. Das ist ziemlich cool.«

Mir ist klar, dass ich mit dieser Aussage vielleicht einige von euch verloren habe.

Erstens, weil so eine Aussage wie »Die Aufgabe einer Frau ist es, Babys zu bekommen« in den Ohren einer Frau im 21. Jahrhundert ziemlich beleidigend klingt. Zweitens, weil bei vielen Frauen nicht alles in Ordnung ist und sich das manchmal in einer verspäteten, starken, sporadischen, ausbleibenden oder qualvollen Periode äußert. Und sobald man versucht, schwanger zu werden, bringt jede neue Periode das Gefühl der Enttäuschung mit sich, dass man (wieder) nicht schwanger ist – und eine überwältigende Trauer und Angst, dass man es vielleicht nie werden wird. Dies sind schmerzhafte emotionale und körperliche Erfahrungen. Wir werden uns später noch eingehender damit befassen; hier müssen wir sie zur Kenntnis nehmen. Manchmal sind wir zu Recht zurückhaltend, wenn es darum geht, die Mutterschaft zu sehr zu feiern, denn aus einer Vielzahl von Gründen wird nicht jede Frau diese Erfahrung machen (oder will sie überhaupt machen). Ich bin fast 30 und Single, und ehrlich gesagt gehe ich nicht davon aus, dass ich einmal Kinder haben werde.

Deshalb bin ich genauso erleichtert wie alle anderen, dass die Botschaft dieses Kapitels nicht einfach lautet: »Die einzige oder hauptsächliche Aufgabe der Frau ist es, Kinder zu bekommen.« Zum einen sind es Mann und Frau zusammen, die den Auftrag erhalten, »die Erde zu bevölkern« (und keiner von beiden hat allein die nötige Ausrüstung). Und es sind Mann und Frau zusammen, die den zweiten Auftrag erhalten, die Erde »in Besitz zu nehmen« – ein Lebenswerk, Gemeinschaften aufzubauen, Kulturen zu schaffen, nicht als Individuen, sondern als Menschheit. Mehr noch, es sind Männer und Frauen gemeinsam, die im Neuen Testament den neuen Auftrag erhalten:

»Geht zu allen Völkern und macht sie zu Jüngern« (Matthäus 28,19). Dieser neue Auftrag, neues *geistliches* Leben in die Welt zu bringen – Jünger zu »vermehren«, die nicht nur als Ebenbild Gottes geschaffen, sondern auch zum Ebenbild Christi geformt werden –, das ist das Wichtigste.

Es geht also nicht *nur* um Babys ... Aber trotzdem: Babys sind gut. Kinder zu gebären und aufzuziehen ist gut. Mutterschaft ist gut. Unabhängig von unserer persönlichen Situation ist es richtig, die kreative, expansive, reproduktive Kraft des menschlichen Körpers zu feiern. Und gleichzeitig können wir uns darüber freuen, dass für Gottes Volk heute jede und jeder Gläubige ein Privileg und eine Bestimmung darin findet, seinen Teil zur kreativen, expansiven, reproduktiven Kraft des Leibes Christi, der Kirche, beizutragen (mehr dazu in Kapitel fünf).

Dein Körper ist unglaublich. Dein weiblicher Körper ist unglaublich. Und jede Facette seines komplexen Designs spricht von seinem unglaublichen Designer.

Dein Menstruationszyklus ist also mehr als ein Unfall. Er ist mehr als ein Mysterium. Er ist Teil des Lebens in einem weiblichen Körper, als Ebenbild, das die Herrlichkeit Gottes spiegelt.

2

SO VIEL SCHMERZ

Caitlin leidet unter schlimmen Perioden – und die sind wirklich schlimm. Wenn sich ihre Periode ankündigt, während sie an der Arbeit oder unterwegs ist, weiß sie, dass ihr nur noch wenig Zeit bleibt, um nach Hause zu kommen, bevor die lähmenden Schmerzen beginnen.

Und das Erbrechen.

Und der Durchfall.

Manchmal schafft sie es nicht. Einmal landete sie nur wenige Hundert Meter von ihrem Zuhause entfernt zusammengekrümmt wie ein Fötus auf dem Bürgersteig.

Sie und ihr Mann witzeln über die vielen Wärmflaschen, die sie überall im Land gesammelt haben. Ihre Periode scheint die Angewohnheit zu haben, unerwartet aufzutauchen, wenn sie verreist sind – sie schreibt diese Tage ihres Urlaubs ab und schickt ihren Mann zum nächsten Supermarkt oder zur Apotheke, um dieses unseligste aller Souvenirs zu kaufen. Im Nachhinein können die beiden darüber lachen, aber in diesen qualvollen Stunden – die Haut gerötet von den vielen Wärmflaschen, um die Schmerzen etwas zu lindern – lächelt keiner von beiden.

Vor Jahren war Caitlin zum ersten Mal beim Arzt deswegen. Ihre Beschwerden wurden abgetan. Anfang dieses Jahres versuchte sie es erneut. Sie schrieb vorher alle ihre Symptome genau auf und legte sich zurecht, was sie sagen wollte; sie war fest entschlossen, sich nicht wieder abwimmeln zu lassen. Diesmal war der Hausarzt viel hilfsbereiter und überwies sie für ein CT an eine radiologische Praxis. Der Termin ist in sechs Monaten. Sie wartet immer noch.

Bea ist da schon etwas weiter. Wenn sie ihre Periode hat, merken sogar die Kinder in ihrer Klasse, dass etwas nicht stimmt, denn sie sehen, wie ihre Lehrerin grau im Gesicht wird und sich vor Schmerzen krümmt. Sie erzählte mir, dass sie von außen und von innen gescannt wurde und dass sie sich schließlich für diagnostische Zwecke operieren ließ, wofür sie zwei Wochen von der Arbeit freigestellt werden musste. Bea suchte verzweifelt nach einer Erklärung.

Es gab keine.

Die Ärzte entließen sie. Sie könnten nichts mehr für sie tun. Sie hat große Angst davor, keine Kinder bekommen zu können. Die Ärzte wissen nicht, ob das der Fall sein wird, weil sie nicht wissen, was das Problem ist. Manchmal fragt sich Bea, warum Gott das alles zulässt.

ES TUT WEH

Die Menge an Problemen mit der Menstruation, die es geben kann, ist beängstigend – eine Sammlung hässlicher Stiefschwestern mit hässlich klingenden Namen: Dysmenorrhoe (Krämpfe), Amenorrhoe (Ausbleiben der Periode), Endometriose, polyzystisches Ovarialsyndrom, Myome, Krebs und mehr. Die Probleme äußern sich auf verschiedene Weise: Schmerzen beim Sex, Schmerzen während der Periode, zu lange oder zu kurze, zu starke oder zu häufige oder unvorhersehbare unregelmäßige Perioden. Unfruchtbarkeit und Fehlgeburten bringen besonders viel Schmerz und Kummer mit sich.

Die Endometriose ist eine Erkrankung, die immer mehr ins Bewusstsein rückt. Bei der Endometriose setzt sich das Gewebe der Gebärmutterschleimhaut (Endometrium) an anderen Organen im Unterleib fest. Wenn also die Zeit im Zyklus gekommen ist und das Hormonsignal zum Ablösen der Gebärmutterschleimhaut ertönt, entstehen Probleme. Die Journalistin Emma Barnett beschreibt die Schmerzen so, »als ob Eisenketten meinen Bauch nach unten zögen und mich zu Boden drückten, während meine Knochen aneinander rieben, während ich doch eigentlich nur einen schönen, unbeschwerten Spaziergang im Stadtpark machen wollte«.[5] Schätzungen zufolge sind bis zu zehn Prozent der Frauen von Endometriose betroffen, aber es dauert oft Jahre, bis eine eindeutige Diagnose gestellt wird.[6]

Für manche Frauen sind die Menstruationsbeschwerden eher psychischer als physischer Natur. Viele Frauen, die mit Depressionen oder Angstzuständen zu kämpfen haben, berichten, dass diese Gefühle vor oder während ihrer Periode stärker ausgeprägt sind. Darüber hinaus leiden schätzungsweise drei bis acht Prozent von uns an prämenstrueller Dysphorie (PMDD), das heißt starken depressiven Verstimmungen, Angstzuständen und/oder Reizbarkeit, die an bestimmte Phasen des Menstruationszyklus gebunden sind.[7] Diese Beispiele sind extrem, aber keineswegs ungewöhnlich. Vielleicht geht es dir ähnlich, und du hast deshalb dieses Buch in die Hand genommen.

Oder vielleicht bist du im Vergleich zu den Frauen, über die ich bisher gesprochen habe, etwas weiter unten auf der Schmerzskala angesiedelt – aber trotzdem ist deine Periode wirklich ätzend. Du musst keine extrem lähmenden Schmerzen haben, um bestätigen zu können, dass die Periode schmerzhaft ist. Wer immer du bist und wie akut deine Symptome auch sein mögen, irgendwann in deinem Leben – und höchstwahrscheinlich zu vielen Zeiten deines Lebens – wirst du feststellen, dass es stimmt: Eine Frau zu sein, *schmerzt*.

Was sollen wir also von dieser Welt des Schmerzes halten? Die Autorin Lynn Enright schreibt über ihre Erfahrungen mit einem schmerzhaften gynäkologischen Eingriff:

> Vielleicht liegt es daran, dass wir unsere Periode bekommen – und die Periode ist für viele von uns unerträglich –, dass wir das Gefühl haben, eine Frau zu sein bringe eben Schmerzen mit sich, dass es bedeutet, sie eben zu ertragen … Schmerzen während der Periode sind zu erwarten, zu ertragen, hinzunehmen – mit Diskretion und sogar mit einem Lächeln … Wir bluten jeden Monat – und das ist normal. Wir haben jeden Monat Schmerzen – und das ist normal. Wir bringen ein Baby zur Welt, schwitzend, stöhnend, ausgedehnt bis an die Grenzen, bis wir reißen – und das ist normal. Und selbst wenn unser Schmerz abnormal ist, wird er oft missverstanden oder heruntergespielt.[8]

Enrights Worte bringen zwei Dinge auf den Punkt: zum einen Trauer darüber, dass dieses Schicksal einer Frau anscheinend unvermeidbar ist, und zum anderen empörte Entrüstung, dass es so sein muss.

Warum also ist es so?

Wenn wir in die Bibel schauen, sehen wir, ebenso wie im ersten Kapitel, dass sie mit der »allgemeinen Offenbarung«

dessen, was wir Monat für Monat erleben, Hand in Hand geht. Sie bestätigt sowohl die traurige Unvermeidlichkeit als auch die empörte Entrüstung. Aber dann bietet sie noch etwas anderes. Ja, so ist die Welt nun einmal. Nein, es ist nicht so, wie die Welt sein sollte. Nein, die Welt wird nicht immer so sein.

Die christliche Sicht der Welt verspricht nicht, alle Zweifel und Fragen auszuräumen, die das Leid aufwirft. Sie hat keine konkrete Antwort für Caitlin oder für Bea. Aber zumindest bietet sie eine Erklärung für ihren (und unseren) Schmerz, sie gibt ihm einen Sinn und sie nennt einen Zeitpunkt, an dem er endet.

Nicht einfach, aber besser

Am Ende des letzten Kapitels haben wir Adam und Eva in einem Moment zurückgelassen, in dem eine schöne neue Welt voller Verheißungen und Möglichkeiten vor ihnen lag. Aber das Paradies war nicht von Dauer. Der Mann und die Frau beschlossen, dass sie nicht mehr nach Gottes Pfeife tanzen wollten – und verwandelten damit das ganze Schauspiel in einen Scherbenhaufen. Sie hörten auf die Verführung der Schlange und aßen von der einen Frucht, die Gott ihnen verboten hatte (1. Mose 3,1-7). Für den Fall von der Unschuld zur Schuld brauchte es kaum einen Augenblick.

Diese Geschichte ist den meisten von uns so vertraut, dass man leicht aus den Augen verliert, welche Wucht darin liegt: die schiere Undankbarkeit, die dreiste Arroganz, der unverschämte Egoismus, der rücksichtslos angerichtete Schaden. Ich vermute, wir alle wissen, wie sich das anfühlt, wenn unser gut gemeintes Verhalten an anderen einfach abprallt. Wie wir voll glühender

Empörung am liebsten jemanden an den Schultern packen und schreien möchten: »Wie kannst du es wagen?«

Wie viel mehr gilt das dann für einen heiligen Gott?

Sein Urteil ist in keiner Hinsicht verzerrt, etwa durch begrenztes Wissen oder Selbstgerechtigkeit; es ist ausgewogen und gerecht, aber das macht es nicht weniger erschreckend. Nach der Rebellion der Menschheit in 1. Mose 3 erleben wir diesen Moment mit einer ungeheuerlichen Tragweite, in dem Gott seinen Fluch über die Schlange und über die Erde ausspricht.

Mit diesen Worten, die Gott spricht, verwandelt sich der Segen des Schöpfungsauftrags an Mann und Frau – der wundervolle Auftrag, die Erde zu bevölkern und in Besitz zu nehmen – in eine Situation, die unter den Konsequenzen ihres Tuns leiden wird. Ja, der Mann wird noch essen, aber der Boden wird widerspenstig und die Arbeit schwer sein (1. Mose 3,17-19). Ja, die Frau wird noch Kinder gebären, aber nicht ohne Schwierigkeiten:

> Dann wandte Gott sich zur Frau: »Ich werde dir in der Schwangerschaft viel Mühe auferlegen. Unter Schmerzen wirst du deine Kinder zur Welt bringen.«
>
> *1. Mose 3,16; HFA*

Jedes neue Leben, das in die Welt gesetzt wird, hat seinen Preis. Diese beiden kurzen Zeilen beinhalten Geschichten von Frauen aus aller Welt und aus der gesamten Menschheitsgeschichte. Wir hören das Echo dieser Worte in allem, was in der Schwangerschaft und bei der Geburt schiefgehen kann – und in den unvermeidlichen Schmerzen, die auch dann auftreten, wenn alles gut geht. Und wir hören das Echo dieser Worte in unserem Körper mit jeder Periode. Von der Menarche bis zur

Menopause – von der ersten bis zur letzten Periode – scheint der ganze Prozess mühsam und das ganze System so anfällig für Störungen. Wie die Geburt tut die Menstruation oft auch dann weh, wenn sie »funktioniert«. Der Schmerz, der hier in 1. Mose 3 beschrieben wird, ist nicht nur körperlich, sondern auch emotional – das Wort »Schmerzen« in 1. Mose 3,16 kann auch mit »Traurigkeit« übersetzt werden. Vielleicht hast du deinen Anteil daran auch erlebt.

Eine Frau zu sein, tut weh. Und die unbequeme Wahrheit in 1. Mose 3 ist, dass es Gott ist, der es so eingerichtet hat: »Unter Schmerzen wirst du deine Kinder zur Welt bringen …«

An diesem Punkt spüren wir vielleicht, wie auch in uns die Empörung aufsteigt – dieses Mal über Gott. *Warum hast du es so eingerichtet?* Im Durchschnitt verliert eine Frau pro Jahr neun Tage ihrer Produktivität aufgrund von Regelschmerzen. Noch schlimmer ist, dass weltweit jeden Tag 810 Frauen an Komplikationen im Zusammenhang mit Schwangerschaft oder Geburt sterben. Vielleicht haben wir den Drang, es Gott direkt ins Gesicht zu schreien: »Wie kannst du es wagen?«

Wie schon gesagt: Die christliche Sicht der Welt bietet keine einfachen Antworten.

Aber vielleicht hat sie bessere Antworten?

Bedenken wir doch einmal die Alternativen. Selbst wenn wir beschließen würden, morgen als Atheisten aufzuwachen, ist die Empörung angesichts der Tatsachen unvermeidlich – die Frage ist nur, gegen wen oder was wir sie richten. Lynn Enright richtet ihre Empörung auf abwiegelnde Ärzte und die Macht des Patriarchats. Aber welche Hoffnung bietet das jemandem wie Bea, die alle Möglichkeiten, Hilfe zu finden, ausgeschöpft hat und der es immer noch nicht besser geht? Empörung bietet keinen Sinn und weder eine Erklärung noch einen Grund für ihren Schmerz noch irgendeine Hoffnung darin oder darüber hinaus.

»Warum ist das so?« Wenn wir mit dieser Frage zu unseren Symptomen zu einem Arzt kommen, ist vielleicht wie in Beas Fall das Schlimmste, was er uns sagen kann: »Wir wissen es nicht.« Eine Erklärung ist besser als gar nichts, selbst wenn es eine schlechte Nachricht ist. Und wenn wir diese Frage in einem philosophischen Kontext stellen, wollen wir, wenn wir ehrlich sind, auch nicht gesagt bekommen: »Wir wissen es nicht.« Eine Erklärung ist besser als gar nichts, selbst wenn es eine schlechte Nachricht ist.

Hier also mein Fazit: Die Menschheit hat die Ordnung der Schöpfung verdreht, um sich selbst an die Spitze zu setzen, und nun ist alles aus den Fugen geraten. Nichts kann vollkommen gut sein, wenn etwas so Grundlegendes so vollkommen falsch gelaufen ist. Nichts kann in einer Welt, in der die Menschen gegen ihren Schöpfer rebelliert haben, makellos schön sein – das wäre einfach nicht richtig. Vielleicht liegt ein Sinn darin, dass gerade die schönsten Dinge am schlimmsten zerstört werden können.

Wir sind also ganz zu Recht traurig und empört. Es sollte wirklich nicht so sein. Aber wir irren uns, wenn wir nicht auch den Grund dafür beklagen, dass es so *ist* – die Tatsache, dass es die Sünde ist, die Gottes gute Schöpfung verdorben hat. Und wenn wir das eingestehen, müssen wir auch zugeben, dass wir selbst Teil des Problems sind. Es sind nicht nur Adam und Eva; auch wir sind schuldig.

Das soll *nicht* heißen, dass es einen direkten Zusammenhang zwischen deiner Sünde und der Heftigkeit deiner Periode gibt in dem Sinn, dass Gott dich bestraft, wenn deine Periode schmerzhaft ist. Jesus hat sehr deutlich gemacht, dass wir uns unbedingt davor hüten müssen, einen Zusammenhang zwischen der Sünde eines Menschen und seinem Leiden herzustellen (Johannes 9,3; Lukas 13,1-5). Ebenso falsch wäre es, zu behaupten, dass Gott Frauen mehr bestraft als Männer, weil Eva irgendwie mehr Schuld an den Geschehnissen im Garten Eden hatte als Adam. So ist es auch nicht (Römer 5,12). Die Bibel deutet auch in keiner Weise an, dass es für Frauen unangemessen ist, sich medizinisch behandeln zu lassen, sich für eine Verbesserung der Situation einzusetzen oder etwas gegen finanzielle Benachteiligung durch die Periode zu unternehmen. Aus dem Leben von Jesus selbst wissen wir, dass sich Empörung über die Sünde und barmherziges Handeln zur Linderung von Leiden nicht gegenseitig ausschließen (Markus 1,40-42). Wenn du Blutungen außerhalb deiner Periode hast, wenn du Schmerzen hast oder wenn deine Symptome dich daran hindern, ein normales Leben zu führen, *sprich bitte mit deinem Arzt*. Du musst das nicht einfach so hinnehmen.

Aber was es, allgemein gesagt, heißen *soll*, ist dies: Das Leid in der Welt signalisiert uns, dass die Welt nicht so funktioniert, wie sie soll. Wir Frauen tragen eine monatliche Erinnerung an den Sündenfall in unserem Körper. Das macht nichts davon ungültig, was wir im vorigen Kapitel gesehen haben: dass unser Körper der Schauplatz eines großen schöpferischen Segens ist. Wir verkörpern – wir leben mit – Segen *und* Fluch, Freude *und* Leid, Liebe *und* Verlust. Manche von uns erleben die negative Seite dieser Kombination stärker als andere, aber niemand von uns entkommt ihr völlig, denn die Welt ist beides: gut und gefallen. Paulus, inspiriert vom Heiligen Geist, sagt sogar: Die »ganze Schöpfung ... seufzt wie unter den Schmerzen einer Geburt« (Römer 8,22) – unter Schmerzen, aber mit der Hoffnung auf etwas Besseres. Und das können wir uns jeden Monat von unserer Periode predigen lassen.

NOCH BESSER: HOFFNUNG

Eine Erklärung ist besser als gar nichts, selbst wenn es eine schlechte Nachricht ist. Und noch besser, wenn es Hoffnung auf Heilung gibt.

Und in diesem Fall ist das der Fall.

Es ist bemerkenswert, dass der Körper der Frau – dieser Ort des großen Segens, der zu einem Ort des großen Schmerzes geworden ist – auch als Ort der großen Erlösung verheißen wurde. Gott, der Herr, sagte zur Schlange:

> Von nun an setze ich Feindschaft zwischen dir und der Frau
> und deinem Nachkommen und ihrem Nachkommen.
> Er wird dir den Kopf zertreten und du wirst ihn in seine Ferse beißen.
> *1. Mose 3,15*

Gott verheißt Eva, dass nach vielen Generationen schmerzhaften Gebärens schließlich von einer Frau ein Kind geboren wird, das »die Werke des Teufels zerstören« wird (1. Johannes 3,8); und damit wird dieser »Nachkomme« die Menschheit von der Macht der Sünde befreien. In diesem Sinne »wird [sie] gerettet werden, wenn sie Kinder zur Welt bringt« (1. Timotheus 2,15). Gott verspricht den ersten Menschen, dass Satan eines Tages vernichtet, die Macht des Bösen gebrochen und die Sünde mit all ihren Auswirkungen aus Gottes Schöpfung getilgt wird. Er wird die Dinge wieder in ihre richtige Ordnung bringen, und alles wird wieder sein, wie es sein sollte.

Versetz dich für einen Moment an die Stelle von Eva: das verlorene Paradies im Rücken und vor sich einen Schmerz, den sie nie gekannt hat, aber mit dem sie vertraut werden wird. Wie wertvoll müssen diese Worte der Hoffnung für sie gewesen sein. Und es sind auch Worte der Hoffnung für uns. Wenn du zu Gott gehörst, gibt es einen Zeitpunkt, an dem dein Leiden ein Ende hat. Vielleicht bist du zermürbt, weil du Monat für Monat den gleichen Schmerz erlebst und das Gefühl hast, dieses Rad kommt nie zum Stehen. Vielleicht bist du hoffnungslos, nachdem du alle medizinischen Möglichkeiten ausgeschöpft hast. Vielleicht hast du Angst, bist verzweifelt oder einfach nur genervt. Aber du wirst dich nicht ewig so fühlen. Dein Schmerz hat ein Enddatum – es ist bereits in Gottes Kalender eingetragen.

Denn der, der die Schlange besiegt, ist gekommen. Er hat deine Sünde bereits ausgelöscht und dich geistlich gesund gemacht. Er hat dem Teufel bereits einen tödlichen Schlag versetzt. Jetzt muss Jesus, wenn er wiederkommt, nur noch das Chaos aufräumen.

Aber sehen wir noch einmal genau hin, *wie* Gott es zu tun versprochen hat (1. Mose 3).

Dieser Held, der die Schlange besiegen würde, kam nicht auf einem Streitross vom Himmel herabgeritten. Er kam aus dem Körper einer Frau, er kam unter Schmerzen, Wehen und Stöhnen, als Maria ihn in einem Viehstall in Bethlehem zur Welt brachte.

Und als er erwachsen wurde, errang dieser Held den Sieg nicht durch eine beeindruckende Machtdemonstration. Er errang ihn an einem Holzkreuz, unter Schmerzen, nach Luft ringend, während er auf einem Hügel vor den Toren Jerusalems zu Tode erstickte.

Ein prophetisches Wort, das Jesaja um 700 v. Chr. formulierte, beschreibt die Situation so:

Er wurde verachtet und von den Menschen abgelehnt –
ein Mann der Schmerzen, mit Krankheit vertraut,
jemand, vor dem man sein Gesicht verbirgt.
Er war verachtet und bedeutete uns nichts.
Dennoch: Er nahm unsere Krankheiten auf sich
und trug unsere Schmerzen. Und wir dachten,
er wäre von Gott geächtet, geschlagen und erniedrigt!
Doch wegen unserer Vergehen wurde er durchbohrt,
wegen unserer Übertretungen zerschlagen.
Er wurde gestraft, damit wir Frieden haben.
Durch seine Wunden wurden wir geheilt!
Jesaja 53,3-5

Dies ist Gottes Antwort auf unsere empörten Anschuldigungen, dass ihn unser Leid nicht kümmert – er ist in der Person von Jesus gekommen, um es selbst zu ertragen. Er kam, um den Schmerz zu beenden, indem er durch den Schmerz der Geburt hindurchkam, um unseren Schmerz auf sich zu nehmen. Hier sehen wir den »Mann der Schmerzen« an der Seite von Frauen, denen Schmerzen vertraut sind.

Darin liegt etwas sehr Kostbares, wenn wir niedergeschlagen und mutlos sind. Jesus ist jemand, der weiß, was es heißt, zu lächeln, wenn es wehtut, zu stöhnen, sich angeschlagen und traurig zu fühlen, verachtet zu werden, etwas so Schmerzliches zu erleben, dass ihn niemand mehr ansehen mag.

All dies ist mindestens in zweierlei Hinsicht von Bedeutung für unsere Sicht der Welt als Christen – und dafür, wie wir unsere Periode erleben.

Erstens: Jesus ist bei dir in deinem Leid. Was immer dich schmerzt – sei es die Qual der Endometriose, die Trauer über eine Fehlgeburt, die emotionalen und körperlichen Strapazen der Menopause oder etwas anderes –, Jesus versteht es. Er speist dich nicht mit einem mitfühlenden Kopfnicken und einem betroffenen Gesichtsausdruck ab. Er kennt den Schmerz. Und als Christin kannst du gewiss sein, dass er *dein* Leiden und *deine* Sünde auf sich genommen hat, um dir eine Zukunft zu garantieren, in der beides keine Rolle mehr spielt – ewiger Friede mit Gott, mit einem Körper, einem Geist und einer Seele, die geheilt und heil sind. »Frauenprobleme« sind ihm nicht unangenehm oder peinlich (Markus 5,34). Sicher gibt es Dinge, die du in deinem Hauskreis oder in deiner Kleingruppe nicht öffentlich mitteilen würdest. Aber es gibt nichts, was du in deinen persönlichen Gebetszeiten nicht mit Jesus teilen könntest. Er sieht. Er weiß es. Er hört zu.

Zweitens: Gott kann mit unserem Schmerz umgehen. Gott hat so eine Art, die schönsten Dinge, die völlig zerstört worden sind, wiederherzustellen und sie zu dem zu machen, was sie im allerbesten Fall sein können. Das sehen wir in 1. Mose 3. Der Segen des Gebärens wird mit Schmerz belastet, aber letztlich sollte ebendies die Erlösung bringen. Das ist es, was wir am Kreuz sehen – »Durch seine Wunden sind wir geheilt« (Jesaja 53,5). Und das ist es, was wir in unserem eigenen Leben sehen – manchmal nur auf lange Sicht, aber manchmal auch auf kurze Sicht. Sehen wir uns an, was Paulus mit dem Bild der Geburt in Römer 8 beschreibt:

> Wir wissen, dass die ganze Schöpfung bis zu diesem Augenblick mit uns seufzt, wie unter den Schmerzen einer Geburt. Und selbst wir, obwohl wir im Heiligen Geist einen Vorgeschmack der kommenden Herrlichkeit erhalten haben, seufzen und erwarten sehnsüchtig den Tag, an dem Gott uns in unsere vollen Rechte als seine Kinder einsetzen und uns den neuen Körper geben wird, den er uns versprochen

> hat. Nachdem wir nun gerettet sind, hoffen und warten wir darauf …
> Der Heilige Geist hilft uns in unserer Schwäche. Denn wir wissen ja nicht einmal, worum oder wie wir beten sollen. Doch der Heilige Geist betet für uns mit einem Seufzen, das sich nicht in Worte fassen lässt. Und der Vater, der alle Herzen kennt, weiß, was der Geist sagt, denn der Geist bittet für die, die zu Gott gehören, wie es dem Willen Gottes entspricht.
> *Römer 8,22-23.26-27*

Wenn wir stöhnen – sei es in den Schmerzen und den Wirren des Leids oder im Kampf gegen die Sünde –, weiß der Geist genau, was wir brauchen. Der Geist selbst betet für uns nach dem Willen Gottes, damit wir »seinem Sohn gleich … werden« (V. 29). Jesus ist das Allerbeste im Universum. Ihm gleich zu werden ist also das Allerbeste, was uns passieren kann.

Es mag sein, dass wir in der Situation, in der wir uns gerade befinden, nicht erkennen können, wie das der Fall sein könnte. Aber das ist ja das Großartige – wir müssen es nicht wissen. Selbst wenn wir nicht wissen, »worum oder wie wir beten sollen«, betet der Heilige Geist für uns (V. 26).

Gott kann alle unsere Erfahrungen nutzen, um uns gerade jetzt Jesus ähnlicher zu machen. Ich hoffe, du kannst erkennen, wie er das in deinem Leben getan hat – wie er in dir Geduld, Demut, Vertrauen, Mitgefühl, Dankbarkeit, Liebe und all die vielen anderen wunderbaren Eigenschaften wachsen ließ, die Jesus uns vorgelebt hat. Wenn du das nicht sehen kannst, frag doch andere Christen aus deinem Freundeskreis – die Menschen, die uns nahestehen, können oft besser als wir selbst erkennen, wie Gottes Geist in uns gewirkt hat.

Und durch den Schmerz, den wir erleiden, wird Gott uns auch in der Zukunft Jesus ähnlicher machen. Paulus sagt, dass wir uns bildlich gesprochen gerade auf der Entbindungsstation befinden – aber eines Tages werden wir das Baby in unseren Armen halten. Wir »erwarten sehnsüchtig den Tag, an dem Gott uns in unsere vollen Rechte als seine Kinder einsetzen und uns den neuen Körper geben wird, den er uns versprochen hat« (V. 23) – den Tag, an dem Jesus wiederkommt und Gottes Volk und Gottes Schöpfung vollkommen wiederhergestellt werden: ganz neu, frei von Sünde und frei von jeglichem Leid an Leib, Seele und Geist.

WARUM SCHWACH ZU SEIN NICHT (UNBEDINGT) EIN AFFRONT IST

Bisher haben wir viel über Schmerz nachgedacht. Aber es gibt noch ein weiteres Wort, worüber im Zusammenhang mit unserer Periode nachzudenken hilfreich ist. Wenn wir die Periode haben, fühlen wir uns schwach. Vielleicht gibt es dir einen Stich, das zu lesen – es zu schreiben schmerzt auf jeden Fall, obwohl ich weiß, wie wahr es ist. Das liegt daran, dass in unserer Kultur das Wort »schwach« sehr negativ besetzt ist. Wir tun alles dafür, dass wir *starke* Frauen sind.

Dies führt zu einer interessanten Dynamik in der Diskussion über die Periode, insbesondere wenn es um das Konzept des »Menstruationsurlaubs« geht – die Idee, dass Arbeitgeber Frauen während ihrer Periode freistellen oder ihnen die Möglichkeit geben sollten, um ihren Zyklus herum flexibel zu arbeiten. Wir Frauen des 21. Jahrhunderts sind nicht so ganz sicher, was wir davon halten sollen. Die Journalistin Emma Barnett sagt einerseits: »Es ist einfach dumm, dass Frauen immer noch in einer Position sind, in der ihnen das Gefühl vermittelt wird, dass der Körper eines idealen Arbeitnehmers männlich ist und deshalb jedes Anzeichen von Weiblichkeit versteckt werden muss.«[9] Warum sollten die Bedingungen, unter denen wir arbeiten, so gestaltet sein, dass sie am besten für Männer geeignet sind und für Frauen nicht? Andererseits sagt sie, dass die meisten ihrer Freundinnen »empört die Stirn gerunzelt haben bei der Vorstellung, bevorzugt behandelt oder für die Dauer ihrer Periode in irgendeiner Weise als behindert angesehen zu werden«.[10] Es würde Frauen benachteiligen, wenn sie als weniger beschäftigungsfähig angesehen würden als Männer. Selbst wenn die Unternehmen Regelungen für Menstruationsurlaub einführen würden, »würden nur Frauen, die nicht direkt mit Männern konkurrieren, oder solche, denen es nicht darum geht, voranzukommen, und die daher nichts zu verlieren haben, eine solche Regelung in Anspruch nehmen«.[11]

Wir befinden uns also in einem Spannungsfeld: auf der einen Seite die Erkenntnis, dass Männer und Frauen unterschiedliche Bedürfnisse haben, auf der anderen der Wunsch, in allen Bereichen gleichberechtigt zu konkurrieren und Spitzenleistungen zu erbringen. Was ist nun das Richtige? Sollte ich mir meine Periode »zu eigen« machen und dafür kämpfen, dass sie anerkannt wird, oder sollte ich mich einfach durch den Job durchkämpfen, als ob sie keine Rolle spielte?

Es ist ein Paradox, das wir in so vielen der heutigen Narrative rund um Frauenrechte finden können. Und es ist ein Paradox, auf das die Bibel eine einzigartig befreiende Antwort hat – allerdings eine, die unserer kulturellen Überzeugung entgegenläuft. Nur die christliche Sicht der Welt kann diese Spannung auflösen.

Ein Grund dafür ist der, dass im christlichen Weltverständnis Schwäche nicht verachtet wird. »Schwach« ist etwas, das die meisten von uns nicht sein wollen. Aber das gilt nicht für Jesus. Er wurde freiwillig schwach. Christen folgen einem Erlöser, der uns gerettet hat, indem er Schwäche auf sich nahm, und der nun seine Gnade und seine Macht in denen, die zu ihm gehören, gerade in ihrer Schwäche erweist (2. Korinther 12,9). Hier eine Beobachtung: Ist dir schon einmal aufgefallen, dass in fast jeder Gemeinde, in fast jeder Kultur, zu fast jeder Zeit in der Geschichte die Frauen in der Überzahl waren und sind – und das oft mit beträchtlichem Vorsprung? (Wenn du eine Single-Frau bist, ist dir das *bestimmt* aufgefallen.) Ich habe einmal mit einer Freundin darüber nachgedacht, warum das so ist, und sie sagte, es sei ganz einfach: »Gott hat das Schwache erwählt, um das Starke zu erniedrigen« (1. Korinther 1,27). Könnte da etwas Wahres dran sein? Wie können wir dann etwas anderes tun, als uns darüber zu freuen, dass wir zu den »Schwachen« gehören – zu denen, die Gott erwählt hat?!

Gott liebt es, durch Schwäche zu wirken. Er seufzt nicht genervt, wenn wir wieder einmal zu kämpfen haben. Er ist ein geduldiger Vater, der uns hilft – nicht mit dem Blick auf die Uhr, sondern mit einem Lächeln im Gesicht. Tag für Tag begegnet er uns in unserer Schwäche – nicht mit Verachtung, sondern mit Freundlichkeit. Sollten wir unserer eigenen Schwäche und der Schwäche anderer nicht auch so begegnen?

»Aber Schmerzen zu ertragen ist ein Zeichen von Stärke«, wirst du vielleicht einwenden. Ja, daran ist auch etwas Wahres. Aber könnte die Art und Weise, wie wir diesen Gedanken vor uns hertragen, vielleicht darauf hindeuten, dass wir uns von einer weltlichen Abneigung gegen Schwäche bestimmen lassen? Manchmal wollen wir um jeden Preis stark erscheinen, dass wir daran erinnert werden müssen, dass es für Jesus in Ordnung war, sich schwach zu fühlen und schwach auszusehen, und dass das auch für uns in Ordnung ist. Schmerz ist zwar eine Folge des Lebens in einer gefallenen Welt – er ist an sich schlecht –, aber in gewisser Weise sind viele unserer Schwächen einfach die Folge der Tatsache, dass wir Geschöpfe sind – sie sind an sich neutral. Müdigkeit ist eine Funktion des Menschseins, nicht des Gefallenseins. Manchmal ist es hilfreich, die Zerbrechlichkeit unseres Körpers und die Grenzen unserer emotionalen Ressourcen anzuerkennen. Wir sind nicht Gott. Wir sind geschaffene Wesen. Wir sind nicht verpflichtet, grenzenlos zu sein.

Ein zweiter Grund: In der christlichen Weltsicht stehen Männer und Frauen nicht in Konkurrenz zueinander. Vielmehr ergänzen sie sich. Die Bibel macht sehr deutlich, dass die beiden Geschlechter nach Gottes gutem Plan unterschiedlich sind und dass wir manchmal unterschiedliche Bedürfnisse haben. Das bedeutet nicht automatisch, dass Frauen benachteiligt sind. Zugegeben, in einer gefallenen Welt, die nicht alles wertschätzt, was Gott wertschätzt, könnte das der Fall sein. Aber in einer christlichen Gemeinschaft, die die Dinge liebt, die Gott liebt, sollte das nicht der Fall sein. Wir können uns darüber freuen, dass Frauen und Männer unterschiedlich, aber dennoch beide gut und beide wichtig sind.

Deshalb fordert Petrus die Ehemänner auf: »Begegnet [euren Frauen] verständnisvoll, denn sie sind die Schwächeren« (1. Petrus 3,7). Wenn wir »schwächer« mit »schlechter« gleichsetzen, ist das sofort eine Beleidigung – aber wie wir bereits gesehen haben, entspricht das nicht dem biblischen Verständnis von Schwäche. Die Worte des Petrus sind wahrscheinlich eine Anspielung auf die Tatsache, dass Männer im Allgemeinen körperlich größer und stärker sind als Frauen. So vieles in unserer heutigen Zeit hängt mehr vom Verstand als von den Muskeln ab, sodass diese Tatsache für viele von uns im Alltag keine große Rolle spielt, wenn sie nicht gerade etwas Schweres heben oder schleppen müssen. Aber für einige von uns gibt es ein paar Tage im Monat, an denen wir uns eindeutig als »die Schwächeren« fühlen. Instinktiv wollen wir das nicht eingestehen – weder uns selbst noch anderen gegenüber. Aber was wäre, wenn wir es täten? Nun, in einer christlichen Gemeinschaft sollte ein solches Eingeständnis von Schwäche nicht zu einer Hierarchie führen, in der die Starken an der Spitze stehen und sich überlegen fühlen. Es sollte dazu führen, dass die Starken auf die Knie gehen, um den Schwachen zu dienen und ihnen »die Ehre zu geben« (so übersetzt die Lutherbibel) – wir könnten auch sagen: um sie aufzurichten. Und diese Dynamik ist nicht auf die Beziehungen zwischen Mann und Frau beschränkt. Das Neue Testament ist voll von Geboten für diejenigen, die in irgendeiner Weise »stark« sind, diese Stärke zu nutzen, um den Schwachen zu dienen; es ist voll von Ermahnungen, die Kirche als einen Leib zu verstehen, der aus verschiedenen Körperteilen besteht, die unterschiedliche Dinge unterschiedlich gut können, aber alle zusammenarbeiten (Römer 14,1–15,2; 1. Korinther 12,12-30; Epheser 4,1-16).

Wo diese Dynamik, dass Männer und Frauen unterschiedlich, aber beide wesentlich sind, zum Tragen kommt, ist das unglaublich befreiend. Es befreit uns davon, dass wir ständig versuchen müssen, uns zu beweisen, und dass wir denken, wir hätten versagt, wenn uns etwas nicht gelingt. Es befreit uns von dem Gefühl, wir müssten uns in die Form eines anderen hineinzwängen – und umgekehrt bedeutet es auch, dass wir uns nicht schlecht fühlen müssen, wenn wir den Stereotypen entsprechen, als ob das an sich schon ein Verbrechen gegen die Frauenwelt wäre. Es befreit uns dazu, um Hilfe zu bitten, wenn wir sie brauchen, anstatt so tun zu müssen, als bräuchten wir keine. Es bedeutet, dass wir bereitwillig und mit Freude unsere Gaben und Fähigkeiten in den Dienst unserer Gemeinde, unserer Nachbarn und unserer Familien stellen können, wie auch immer das aussehen mag. Es geht nicht darum, sich mit weniger zufriedenzugeben, sondern darum, unsere Stärken auszuspielen, wenn ich es einmal so ausdrücken darf. Es bedeutet, dass wir nicht unterdrückt, ausgegrenzt oder ignoriert werden, wenn wir nicht für unsere Sache kämpfen – wir müssen nicht für unsere Sache kämpfen, weil wir bereits umsorgt und geschätzt und gehört werden. Es bedeutet, dass wir nicht ständig für uns selbst eintreten müssen, sondern uns darauf konzentrieren können, ganz und gar für Jesus da zu sein.

Dieser Vers im 1. Petrusbrief endet mit der Aussage, dass sowohl Frauen als auch Männer »Erben … des ewigen Lebens« sind (1. Petrus 3,7; NGÜ).

Ja, es gibt eine Menge Schmerz. Aber größer als der Schmerz ist der Gewinn, der vor uns liegt.

3

SO VIEL ELEND

Was ist deine peinlichste Geschichte im Zusammenhang mit deiner Periode?

Als ich meiner Freundin Emily diese Frage stelle, erzählt sie mir, dass sie einmal mit neuen Kollegen und Kolleginnen chinesisch essen gegangen sei. Am Ende des Essens stand sie auf und schaute entsetzt auf ihren Stuhl, wo Blut durch ihre Hose auf den Stoff ihres Sitzes gesickert war.

»Was hast du gemacht?!«, frage ich, völlig entsetzt.

»Na ja, ich habe den Stuhl einfach unter den Tisch geschoben und bin so schnell wie möglich verschwunden.« Ich kann fast spüren, wie sie sich innerlich krümmt.

Emily hatte keine Periode mehr, seit sie bei ihrer Heirat vor sechs Jahren angefangen hat, die Pille zu nehmen, und sie bereut es nicht. »Beschämend …« »Peinlich …« »Erniedrigend…« Diese Worte benutzt sie immer wieder und mit zunehmendem Nachdruck, wenn sie an die Zeit denkt, in der sie regelmäßig ihre Periode sehr stark hatte: der Aufwand, zehnmal am Tag die Binde wechseln zu müssen, die fast stündlichen Toilettengänge, der Stress, eine zweistündige Prüfung zu bestehen, während ihr halber Kopf damit beschäftigt ist, ob ihre Jeans dicht ist; die peinliche Situation, ihre Periode zu bekommen, während sie bei ihrem Verlobten übernachtet, und am nächsten Morgen ihrer zukünftigen Schwiegermutter erklären zu müssen, warum Blut auf dem Bettlaken ist.

Unser Gespräch dauert bereits zwanzig Minuten (und ich muss es erst ansprechen), bis sie sich erinnert, dass die Periode körperlich schmerzhaft war. »Oh ja«, sagt sie, als die Erinnerung aus den Tiefen ihres Gedächtnisses auftaucht, »und der Schmerz...« Den körperlichen Schmerz hat Emily weitgehend vergessen. Aber die Schamgefühle? Die kommen jetzt genauso stark zurück wie vor einem Jahrzehnt.

Das Problem mit der Periode ist nicht nur, dass sie Schmerzen verursacht. Das ist für viele Frauen gar nicht das größte Problem. Wenn wir an die Periode denken, denken wir – und fühlen wir – Scham.

Weil die Periode lange Zeit eine Quelle der Peinlichkeit war, wird sie geheim gehalten und in Schweigen gehüllt. Die meisten von uns bemühen sich sehr darum, niemanden wissen zu lassen, dass sie ihre Periode haben (außer vielleicht die engsten Freundinnen). Der Himmel bewahre uns davor, dass ein ahnungsloser Mann davon erführe. Das wäre... zu peinlich. Also verstecken wir unsere Tampons auf dem Weg zur Toilette in den Ärmeln unserer Bluse; und wenn es uns ganz unverhofft am Arbeitsplatz »erwischt«, schicken wir verschlüsselte Nachrichten an Kolleginnen, ob sie einer Schwester in Not aushelfen können.

Diesen Code lernen wir schon sehr früh. Als ich zur Schule ging, baten wir unsere Freundinnen, »den alten Mann« – so nannten wir den Händetrockner – anzustellen, während wir in der Kabine die Tampons wechselten. Die Vorstellung, dass wir das in einer reinen Mädchentoilette – einem Raum voller anderer Mädchen, die auch ihre Periode hatten – tun mussten, ist im Rückblick ein wenig befremdlich. Aber andererseits kann ich nicht behaupten, dass mich das heute nicht mehr tangiert und ich völlig frei von Scham bin. Ich ertappe mich heute immer noch dabei, wie ich auf ein gutes Timing achte, damit das Rascheln in der Toilettenkabine mit einer Toilettenspülung zwei Kabinen weiter zusammenfällt.

Es werden immer mehr Stimmen laut, die sagen, dass es höchste Zeit ist, dass wir diese Schamhaftigkeit überwinden. 2015 geriet Kiran Gandhi in die Schlagzeilen, nachdem sie den London-Marathon »frei blutend« gelaufen war. Sie sagte: »Ich bin blutend gelaufen, das Blut lief an meinen Beinen herunter, und ich habe es für Schwestern getan, die keinen Zugang zu Tampons haben, und für Schwestern, die es trotz Krämpfen und Schmerzen verstecken und so tun, als gäbe es das nicht. Ich bin gelaufen, um zu sagen: Das gibt es, und an jedem einzelnen Tag müssen wir damit fertigwerden.«[12] Und die Periode ist immer mehr in den Blickpunkt gerückt. Selbst im jüngsten James-Bond-Film hätte es fast eine Szene gegeben, in der eine Agentin einen Tampon in den Mülleimer wirft. In den Worten des Journalisten Jonathan Dean: »Nichts zeigt mehr, wie sehr sich Bond und die Welt verändert haben, als ein mit Testosteron gefüllter Blockbuster, der sich fragt, ob die Zeit reif ist für einen Seitenblick auf die Periode.«[13]

Und das ist wirklich nicht egal. Kulturelle Tabus im Zusammenhang mit der Periode haben schwerwiegende Folgen für Frauen und Mädchen in aller Welt. Schamgefühle halten viele Frauen davon ab, bei gynäkologischen Problemen medizinische Hilfe in Anspruch zu nehmen. Dass die Periode mit Scham besetzt ist, führt in einigen Ländern dazu, dass Teenager jeden Monat mehrere Tage in der Schule fehlen; in Teilen Indiens brechen bis zu 20 Prozent der Mädchen die Schule ganz ab, wenn sie die Pubertät erreichen. Auch wenn sich unsere eigene Scham in weniger gravierenden Formen äußert, wissen wir alle, wie sie sich anfühlt: schrecklich.

Und die Schuld für die jahrhundertelangen Tabus liegt zum Teil bei der Religion. »Leider«, schreibt die Aktivistin Nimko Ali, »beruhen diese Ansichten auf jahrhundertelanger religiöser Abscheu.«[14]

WIR MÜSSEN ÜBER DAS DRITTE BUCH MOSE SPRECHEN

Dies bringt bibelgläubige Christen in eine schwierige Lage, denn in der Heiligen Schrift finden wir Passagen wie 3. Mose 15.

Das dritte Buch Mose (Levitikus) schließt sich unmittelbar an den dramatischen Bericht des Auszugs aus Ägypten an, in dem Gott sein Volk aus der Sklaverei befreit. Er bringt Israel zum Berg Sinai und gibt ihm sein Gesetz, in dem er beschreibt, wie das Leben für sein jetzt befreites Volk aussehen soll.

Und für 50 Prozent der Bevölkerung wird es während eines großen Teils ihres Erwachsenenlebens einmal im Monat so aussehen:

> 19 Wenn eine Frau ihre Tage hat, ist sie eine Woche lang unrein. Berührt jemand sie während dieser Zeit, ist er bis zum Abend unrein.
> 20 Alles, worauf die Frau in dieser Zeit liegt oder sitzt, wird unrein.
> 21 Wenn jemand ihr Bett berührt, soll er seine Kleider waschen und sich baden; er bleibt unrein bis zum Abend.
> 22 Jeder, der einen Gegenstand berührt, auf dem die unreine Frau sitzt, soll seine Kleider waschen und sich baden und bleibt unrein bis zum Abend.

23 Liegt etwas auf dem Bett oder dem Sitz, auf dem die unreine Frau
saß, dann wird derjenige, der es berührt, unrein bis zum Abend.
24 Wenn ein Mann während dieser Zeit mit ihr schläft, verunreinigt sie
ihn, und so ist auch er sieben Tage unrein und jedes Bett, auf das er
sich legt, wird unrein.
25 Wenn die Blutungen länger als gewöhnlich anhalten oder die Frau
Zwischenblutungen hat, ist die Frau so lange unrein, wie der Ausfluss
anhält. Sie ist unrein wie in der Zeit ihrer Monatsblutung.
26 Genauso wird auch jedes Bett, auf dem sie in dieser Zeit liegt, und
jeder Gegenstand, auf dem sie sitzt, unrein.
27 Wer eines dieser Dinge berührt, wird unrein. In diesem Fall soll er
seine Kleider waschen und sich baden, und er bleibt unrein bis zum
Abend.
28 Wenn die außergewöhnlichen Blutungen aufgehört haben, soll die
Frau sieben Tage warten. Danach ist sie wieder rein.
29 Am achten Tag soll sie zwei Turteltauben oder zwei junge Tauben
zum Priester am Eingang des Zeltes Gottes bringen.
30 Der Priester soll die eine als Sündopfer und die andere als Brand-
opfer darbringen und auf diese Weise für die Frau Wiedergutmachung
schaffen.
31 So sollt ihr die Israeliten wegen ihrer Unreinheit absondern, damit sie
nicht aufgrund ihrer Unreinheit sterben, wenn sie meine Wohnung, die
sich in ihrer Mitte befindet, verunreinigen.

3. Mose 15,19-31

Was ist deine unwillkürliche innere Reaktion, wenn du das liest? Bist du verwirrt? Empört? Beschämt? Hier ist meine: »Meinst du das ernst, Gott? *Jede vierte Woche unrein, vielleicht sogar mehr, für etwas, das völlig natürlich und gesund ist? Und warum? Was ist dein Problem mit der Periode? Liegt es einfach daran, dass du Frauen hasst?*«

Wie soll ich also weiter vorgehen? Wie gehe ich mit der Spannung zwischen meiner instinktiven Reaktion einerseits und meinem Glauben andererseits um, dass Gott gut ist, dass die Bibel sein Wort ist und dass er mich als seine Tochter liebt? Was soll eine Frau mit einem Text wie 3. Mose 15 anfangen? Hier sind die Optionen, die uns offenstehen:

1. *Wir können versuchen, es zu ignorieren.* Das gesamte dritte Buch Mose ist ziemlich wild (ebenso wie, wenn wir ehrlich sind, ein großer Teil des Alten Testaments). Deswegen lesen wir es ja auch nicht gerade oft, wenn überhaupt. Aber wenn man bedenkt, dass du gerade 13 Verse davon gelesen hast, scheidet Ignorieren jetzt eher aus.
2. *Wir können versuchen, die Anstößigkeit durch den kulturellen Kontext abzuschwächen.* Wir könnten darauf hinweisen, dass sehr viele andere Kulturen und Religionen – sowohl zu der Zeit, als das dritte Buch Mose geschrieben wurde, als auch danach – Tabus und Rituale rund um die Menstruation aufgerichtet haben. Wenn also unser Gott die Periode verabscheut, dann ist er wenigstens nicht der Einzige. Es ist auch wichtig zu wissen, dass Frauen damals in Israel wahrscheinlich weniger Perioden in ihrem Leben hatten als die meisten von uns heute. Mädchen heirateten bald nach der Pubertät, wurden ermutigt, viele Kinder zu bekommen, und entwöhnten sie später – und sowohl Schwangerschaft als auch Stillen schließen normalerweise die Periode aus.[15] Das hilft – aber es ändert nichts daran, dass das Prinzip selbst uns unfair vorkommt.
3. *Wir können versuchen, es mit dem biblischen Kontext zu begründen.* (Das ist immer ein guter Weg, wenn es um die Bibel geht.) Was die Unreinheit im 3. Mosebuch

angeht, so ist die Menstruation bei diesem Thema ein ziemlich unbedeutender Aspekt. Jemand, der eine menstruierende Frau berührt, ist nur bis zum Abend unrein – vielleicht nur ein paar Stunden. Es wird kein Opfer verlangt, sondern nur eine Waschung (V. 22 – das Opfer in V. 29-30 bezieht sich auf die »anormale« Blutung in V. 25). Es gibt nicht einmal ein Gebot für die menstruierende Frau selbst, sich zu waschen, sondern nur für die Menschen, die mit ihr in Berührung kommen; Vers 19 sagt nur: »Wenn eine Frau ihre Tage hat, ist sie eine Woche lang unrein.« Und nicht nur Frauen werden unrein durch ihre »reproduktiven Ausscheidungen« (in Ermangelung eines anderen Begriffs). Diesen Geboten für Frauen in den Versen 19-30 entsprechen ähnliche Gebote für Männer im ersten Teil von Kapitel 15, die ebenso strikt sind als auch vergleichbare Konsequenzen nach sich ziehen:

a. Verse 1-15: »Ausfluss« aus den Geschlechtsorganen des Mannes (dies bezieht sich auf einen anormalen Ausfluss: Das ist ernst und unrein)
b. Verse 16-18: ein »Samenerguss« (das heißt normal und weniger schlimm, aber immer noch unrein)
c. Verse 19-24: die »Monatsblutung« einer Frau (normal und weniger schlimm, aber immer noch unrein)
d. Verse 25-30: »Blutungen länger als gewöhnlich … und Zwischenblutungen« (abnormal und ernster und unrein)

   Der Schluss des Kapitels in den Versen 32-33 zeigt uns, dass diese Anweisungen zusammengehören: »Diese Anweisungen gelten für Männer, die durch einen

Ausfluss oder einen Samenerguss unrein werden, für Frauen während ihrer monatlichen Blutung und für alle, egal, ob Mann oder Frau, die unter einem Ausfluss leiden, sowie für Männer, die mit einer unreinen Frau schlafen.« Wir können uns also sagen, dass diese Anweisungen nicht diskriminierend sind: Sowohl Männer als auch Frauen werden durch ihre Ausscheidungen unrein.

4. *Wir können mit den Schultern zucken und uns gegenseitig versichern, dass diese Gesetze für uns heute nicht mehr gelten.* Und das stimmt auch bis zu einem gewissen Punkt. Diese Worte gelten für uns heute nicht auf dieselbe Weise wie für die Frauen im alten Israel. Du und ich, wir sind nicht unrein, wenn wir unsere Periode haben. Und doch sind es Worte, über die der Psalmist sagt: »Wie sehr liebe ich dein Gesetz!« (Psalm 119,97). Worte, die Paulus, wenn er an die Christen der neutestamentlichen Zeit schreibt, »heilig, gerecht und gut« nennt (Römer 7,12). Und da Gott unveränderlich ist, gilt das, was dieses Gesetz uns über seinen Charakter sagt, auch heute noch. Wir können das Alte Testament nicht lesen und uns denken: »Ich bin so froh, dass Gott jetzt nicht mehr so ist.« Er *ist* es, das steht fest.
5. *Wir können uns damit abfinden.* Es mag uns nicht gefallen, aber die Bibel sagt es. Also akzeptieren wir, dass es wahr ist, auch wenn wir nicht zustimmen können, dass es gut ist, und wir sagen uns, dass wir Jesus folgen, weil er für uns gestorben ist und so weiter. Es spricht zwar einiges dafür, unsere Probleme mit bestimmten Bibeltexten beiseitezuschieben und uns auf das Wesentliche zu konzentrieren, aber das geschieht immer in der Hoffnung, dass

> wir die Bibel eines Tages wieder aus dem Regal holen können und zu schätzen wissen, wie gut diese Texte sind. Hier ist eine Gelegenheit, genau das zu tun.

Wir können diesen Befund nicht einfach wegdiskutieren oder so tun, als ob es ihn nicht gäbe. Und wenn wir das versuchen würden, würden wir etwas übersehen. Der Rest der Heiligen Schrift versichert uns, dass in 3. Mose 15 etwas Wertvolles zu finden ist – etwas Heiliges, Gerechtes, Gutes und Liebenswertes –, und deshalb muss es auch so sein. Aber was ist es?

Rein und unrein

Kehren wir zu dem Wort zurück, das uns in diesem Abschnitt immer wieder anspringt: »unrein«. Es wird insgesamt 18 Mal in 13 Versen verwendet, ein Wort, das sich beim Lesen vor unseren Augen vermehrt wie die Unreinheit, die sich von der Frau auf das Bett und den Stuhl und die Töpfe und Pfannen und andere Menschen ausbreitet. Unrein. Unrein. Unrein.

Die COVID-19-Pandemie hat uns allen eine Ahnung davon vermittelt, wie es ist, in einer Welt zu leben, die in »rein« und »unrein« aufgeteilt ist. Plötzlich wurden wir vorsichtig, was wir anfassten, wenn wir außerhalb unserer Wohnungen unterwegs waren. Gewöhnliche Gegenstände wie Türklinken, Kartenautomaten und Speisekarten in Restaurants wurden zu einer neuen Bedrohung. Das Virus war unsichtbar und potenziell tödlich. Wir lernten, überfüllte Orte zu meiden und die Menschen, die wir lieben, nicht zu umarmen, denn jeder konnte ansteckend sein – auch wir selbst.

»Unrein« zu sein, das war im dritten Buch Mose keine Aussage über Hygiene. Es geht nicht darum, dass eine Frau während ihrer Periode (oder ein Mann mit Ausfluss) schmutzig ist. Auch ist Unreinheit nicht per se eine *Sünde*. Eine Frau, die ihre Periode hat, ist nicht *schuldig*: »Die Unreinheit setzt dem Handeln Grenzen, aber solange diese nicht überschritten werden, entsteht keine Schuld.«[16] An anderer Stelle im dritten Buch Mose (zum Beispiel in Kapitel 20) werden Handlungen wie Ehebruch und Inzest benannt, die Schuld nach sich ziehen und bestraft werden sollten. Aber seine Periode zu haben, gehört nicht dazu.

Das dritte Mosebuch beschreibt Dinge (und Menschen) in den Kategorien heilig und gewöhnlich, rein und unrein. »Heilig« ist das, was Gott seinem Wesen nach ist, ebenso wie die Dinge, die für seinen Dienst ausgesondert sind. Alles andere ist »gewöhnlich«. Gewöhnliche Dinge sind entweder rein oder unrein.

Die meisten von uns haben wohl schon etwas darüber gehört, wie sich das bei den Israeliten in Bezug auf die Speisegebote ausgewirkt hat. Manche Tiere (wie Schafe und Kühe) waren »rein« und daher für die Israeliten zum Verzehr geeignet. Andere (wie Schweine und Garnelen) waren »unrein« und durften daher nicht gegessen werden.[17] Auch hier ging es bei diesen Kategorisierungen weniger um Lebensmittelhygiene als vielmehr um ein Bild einer größeren Realität. Die Israeliten waren das Volk Gottes. Sie waren durch das Rote Meer gezogen – ihre eigene Art von »Taufe« (1. Korinther 10,2) – und nun waren sie »rein«. Das Leben im Land der Verheißung würde eine Art Neu-Erschaffung des ursprünglichen Zustands der Menschheit im Garten Eden sein: das Volk Gottes, das die ungetrübte Gemeinschaft mit ihm genießt.

Die nicht israelitischen Völker befanden sich jedoch immer noch in dem natürlichen Zustand, in dem sich alle Menschen nach dem Sündenfall befinden: Sie waren unrein, von der Sünde verdorben und von Gott getrennt. Daher waren sie auch vom Volk Gottes getrennt. Das war einer der Hauptpunkte des Gesetzes: Es grenzte Israel von den anderen Völkern ab.

Die Speisevorschriften für reine und unreine Nahrungsmittel waren also sowohl ein Bild dieser Trennung als auch eine hilfreiche Verstärkung (denn bei all den Hotdogs und Cheeseburgern mit Speck auf der Speisekarte würde ein Israelit nicht so schnell zur Grillparty einer Nichtisraelitin gehen). Deshalb war die Vision des Petrus in Apostelgeschichte 10, in der er eine Ladung unreiner Tiere auf einem Tuch sah und ihm gesagt wurde, er solle sie essen, so revolutionär. Das war die Botschaft: Das Evangelium eröffnet einen Weg für zuvor unreine Menschen (Nichtjuden), in Gottes Volk aufgenommen zu werden.

Aber zurück zu 3. Mose 15 …

»Rein« als Kriterium reicht nicht

Während Tiere entweder rein oder unrein waren, konnten die meisten anderen Dinge – und Menschen – zwischen den Kategorien wechseln. Reine Dinge konnten »heilig« werden, wenn sie für Gott bestimmt waren. Aber sie konnten auch »unrein« werden. Und Unreines und Heiliges durften *einander nicht nahe kommen*. Im Gottesdienst in der Stiftshütte konnten nur reine Israeliten im Vorhof Opfer darbringen. Einmal im Jahr konnte der Hohepriester das Allerheiligste im Innersten der Stiftshütte betreten – den Ort der Gegenwart Gottes –, aber erst, nachdem er sich durch eine Reihe von Ritualen geweiht hatte, um sich »heilig« zu machen. Unreine Menschen durften jedoch nicht einmal in die Nähe der Stiftshütte kommen. Daher auch die Warnung in 3. Mose 15,31: »So sollt ihr die Israeliten wegen ihrer Unreinheit absondern, damit sie nicht aufgrund ihrer Unreinheit sterben, wenn sie meine Wohnung, die sich in ihrer Mitte befindet, verunreinigen.« Wenn unreine Menschen und Dinge in die Wohnung Gottes unter seinem Volk kämen – wenn sie auch nur in die Nähe des Allerheiligsten kämen –, würden sie sterben oder vernichtet werden.

Beim Lesen des dritten Mosebuches wird eine Tatsache schmerzlich deutlich: Im Laufe des normalen Lebens wurden die Menschen ziemlich schnell unrein. Keine gesunde Frau im gebärfähigen Alter konnte es vermeiden, sosehr sie es auch versuchte.

Warum hat Gott es dann aber so eingerichtet?

Wir wissen es nicht genau. Meine stärkste Vermutung ist die: Durch diesen Aspekt von Gottes Gesetz sollten die Israeliten daran erinnert werden, dass sie zwar das Privileg genossen, sein Volk zu sein, es damit alleine aber nicht getan war. Es erinnerte sie daran, dass die Sünde nicht nur ein Problem »da draußen« bei den »unreinen« Nichtisraeliten war. Sie war auch ein Problem »im Inneren« – in ihren eigenen Herzen.

Für uns ist es nicht anders. Mit den Worten des Reformators Johannes Calvin aus dem 16. Jahrhundert: »Das Verderben haftet am ganzen Menschengeschlecht.«[18] Es haftet an uns. Es ist real, ernst und ansteckend. Sogar all das Gute, Gottgegebene – das Allerbeste wie Sex und Geburt – wird davon befleckt und macht einen alttestamentlichen Gläubigen »unrein« (3. Mose 12,1-8; 15,18). Ohne Gottes gnädiges Eingreifen ist die Kluft zwischen ihm und den Menschen tief und unüberwindlich. Wir können uns nicht rein machen oder rein bleiben, indem wir uns nur mehr anstrengen. Vielleicht ging es darum, den Israeliten zu vermitteln, dass all die Reinigungsrituale und Opfer nur ein vorübergehendes Pflaster auf die Wunde der Sünde waren. Eine radikalere Lösung war erforderlich.

Diese Verse sind auch eine Erinnerung daran, dass sich kein Teil des Lebens dem Blick des heiligen Gottes entzieht. Selbst dieser intimste Teil des Lebens einer Frau – ihre Periode – wird gesehen, vorausgesehen und geregelt. Ich kann an einem Sonntag, an dem ich meine Periode habe, in die Kirche gehen und sie wieder verlassen, ohne dass jemand etwas merkt, aber eine Frau, die in den Tempel geht, wäre in dieser Situation gestorben. Und warum? Weil Gott sehen konnte, dass sie unrein war. Er sah den intimsten Teil von ihr – und er sieht auch den intimsten Teil von dir. Ist das unheimlich? Obszön? Auf den ersten Blick mag das so erscheinen. Aber bedenken wir, dass Gott noch etwas viel Intimeres sieht als unseren Menstruationszyklus. Er sieht, was in unseren Herzen vorgeht – so intensiv, so umfassend kennt er uns. Das ist wirklich beunruhigend – es ist sogar übergriffig.

Und wenn er uns ins Herz schaut, sieht er unseren wahren natürlichen Zustand: unrein.

Auch wenn es sicherlich eine Reihe von wenig hilfreichen kulturellen Tabus rund um die Periode gibt, machen wir uns etwas vor, wenn wir nicht zugeben, dass sie ... nun ja, unschön ist. Bei der Periode fließt zwar nur eine relativ geringe Menge Blut (weniger als 80 Milliliter), aber das kann an unverhältnismäßig vielen unerwünschten Stellen landen. »Ja, ich fühle mich unrein, wenn ich meine Periode habe«, sagt eine Freundin – sie ist Ärztin und in diesen Dingen eher nüchtern –, als wir über diesen Abschnitt meines Manuskriptes sprechen. »Ich glaube nicht, dass das etwas mit kultureller Prägung zu tun hat. Meine Periode ist einfach nur eins – unschön und lästig.«

Vielleicht ist das einer der Gründe, warum Gott an mehreren Stellen im Alten Testament das Bild der Menstruation verwendet, um über die Unreinheit der Sünde seines Volkes zu sprechen (zum Beispiel Hesekiel 36,17 und Klagelieder 1,8-9). Viele Menschen kennen den Vers in Jesaja 64,5: »Wir sind alle wie Unreine geworden. Unsere gerechten Taten sind nicht besser als ein blutverschmiertes Kleid.« Weniger bekannt ist, dass mit dem blutverschmierten Kleid, von dem hier die Rede ist, das *Menstruationsblut* gemeint ist. Außerhalb von Christus sind selbst unsere besten guten Taten – unsere »gerechten Taten« – durch unsere gefallene Natur verdorben. Es ist, als ob man einem heiligen Gott eine stinkende Damenbinde anbietet. Ja, das ist ein ekelhaftes Bild. Aber genauso eklig ist die Sünde.[19]

»Warum sollten wir uns für etwas völlig Natürliches schämen?« Das ist die Logik hinter dem Trend unserer Kultur, die Periode als etwas zu erheben, auf das man stolz sein kann. Aber als Christ erkennt man ja an, dass es vieles gibt, was zwar natürlich ist, wofür man sich aber zu Recht schämt. Ich *sollte* mich für manches schämen, was mir natürlich vorkommt. Ich spreche nicht von meiner Periode (um es noch einmal deutlich zu sagen: Die Periode ist nichts, wofür man sich schämen muss). Ich spreche von meiner Selbstherrlichkeit, mit der ich andere verachte; ich spreche von meiner latenten Voreingenommenheit und meinen Vorurteilen; ich spreche von meinem herzlosen Mangel an Mitgefühl für das Leid anderer Menschen; ich spreche von meinem faulen Egoismus, der vorgibt, dass ich die Not eines anderen nicht sehe, obwohl ich mir in Wirklichkeit nicht die Mühe machen will, etwas dagegen zu tun. Das sind alles Dinge, für die ich mich schäme – oder schämen sollte. Vielleicht ist es das, woran unsere Periode uns immer wieder erinnern sollte: Die Unreinheit unseres Herzens kommt tief aus unserem Inneren und fließt in unsere Handlungen ein, sie sickert selbst in unsere besten Bemühungen und Beziehungen ein und befleckt alles, was wir berühren (Markus 7,14-23; Jesaja 64,5). Wir sind nicht in der Lage, das zu verhindern, selbst wenn wir es wollten. Es ist natürlich. Aber es ist unrein. So richtig unrein.

Wenn ich also auf mich selbst angewiesen bleibe, bin ich eine unreine Frau. Nicht, weil ich eine Frau bin. Nicht, weil ich menstruiere und Blut aus mir herausfließt. Sondern deshalb: »Denn von innen, aus dem Herzen eines Menschen, kommen böse Gedanken wie Unzucht, Diebstahl, Mord, Ehebruch, Habgier, Bosheit, Hinterlist, Vergnügungssucht, Neid, Verleumdung, Stolz und Unvernunft. Alle diese üblen Dinge kommen von innen heraus; sie sind es, die den Menschen unrein machen« (Markus 7,21-23). Das vergesse ich im Laufe eines Monats ziemlich schnell wieder.

Aber so unangenehm es mir auch ist, muss ich mich an Folgendes erinnern: Erst wenn wir die Tiefe des Problems erkannt haben – wenn wir uns nicht für die Menstruation, sondern für unseren unreinen geistlichen Zustand schämen –, sind wir bereit, die Worte des Friedens, die unser Erlöser uns anbietet, neu zu hören.

KEINE SCHAM MEHR

Reise etwa 1500 Jahre und 300 Kilometer vom Berg Sinai bis zum Ufer des Sees Genezareth und vom dritten Buch Mose bis zum Markusevangelium und stell dir diese Szene vor:

In der Menge war auch eine Frau, die seit zwölf Jahren an Blutungen litt. Sie hatte in dieser Zeit bei vielen Ärzten Schlimmes durchgemacht. Ihr ganzes Vermögen hatte sie eingebüßt, um sie zu bezahlen, ohne dass es ihr besser ging. Es war sogar schlimmer geworden.
Markus 5,25-26

Diese Frau leidet an einer anormalen, lang anhaltenden vaginalen Blutung, wie sie in 3. Mose 15,25-30 beschrieben wird. Wir wissen nicht, woran sie genau leidet, aber wir können uns vorstellen, dass es so ist wie bei vielen gynäkologischen Problemen: schmerzhaft und anstrengend – sie hat »bei vielen Ärzten Schlimmes durchgemacht«. Vielleicht war die Suche nach Heilungsmöglichkeiten schlimmer als das ursprüngliche Problem.

Aber noch schlimmer als der Schmerz ist die Scham. Dies ist mehr als ein Blutfleck auf einem Stuhl in einem chinesischen Restaurant. Diese Frau ist seit zwölf Jahren kultisch unrein. Was hast du vor zwölf Jahren gemacht? Nach den Gesetzen im dritten Mosebuch bedeutet das, dass sie zwölf Jahre lang das Bett nicht mit ihrem Ehemann teilen durfte (falls sie einen hatte); zwölf Jahre lang durfte sie keine Umarmung eines anderen Menschen genießen; zwölf Jahre lang durfte sie nicht in den Tempel gehen, um zu beten. Zwölf Jahre Ausgeschlossensein, zwölf Jahre voller Scham.

Und jetzt gibt es keine Hoffnung mehr auf Heilung. Ihr Geld ist aufgebraucht, aber die Blutung hört nicht auf. Sie wacht morgens nicht auf und spürt, dass es ihr besser geht, eher noch schlechter. Immer wieder sind die hartnäckigen roten Flecken da, Morgen für Morgen, Tag für Tag.

Dann hört sie von einem Wundertäter namens Jesus, der zahllose Menschen von verschiedenen unheilbaren Krankheiten geheilt hat. Und sie spürt einen Hoffnungsschimmer. Könnte er… *würde* er… das für sie tun? Denn eins ist sicher: Kein jüdischer Mann, der etwas auf sich hält, würde etwas mit ihr zu tun haben wollen. Aber sie ist verzweifelt – es sind *zwölf lange Jahre* vergangen. Also beschließt sie, sich in die Menschenmenge zu wagen, hin zu Jesus, in der Hoffnung, dass niemand sie als unreine Frau erkennt, die auf belebten Plätzen nichts zu suchen hat.

> Diese Frau hatte von Jesus gehört. Sie kämpfte sich durch die Menge in seine Nähe und berührte den Saum seines Gewandes. Denn sie sagte sich: »Wenn ich nur seine Kleider berühre, werde ich gesund.« Und im selben Augenblick hörte die Blutung auf, und sie spürte, dass sie geheilt war!
> *Markus 5,27-29*

Im Handumdrehen ist der Schmerz weg und die Blutung gestoppt. Stell dir diese Erleichterung vor, wie das Herz in die Höhe hüpft, als ihr klar wird, dass sie geheilt ist. Aber dieser Moment der Euphorie vergeht schnell, und die Angst schnürt ihr die Kehle zu…

> Jesus merkte sofort, dass eine heilende Kraft von ihm ausgegangen war. Er wandte sich um und fragte: »Wer hat meine Kleider berührt?« Seine Jünger sagten zu ihm: »Die Menschen umdrängen dich von allen Seiten, wie kannst du da fragen: ›Wer hat mich berührt?‹« Aber er schaute weiter umher, um festzustellen, wer es gewesen war.
> *Markus 5,30-32*

Stell dir diese Frau vor: Das Herz klopft ihr bis zum Hals, sie hat den Kopf gesenkt, verzweifelt bemüht, dem Mann nicht in die Augen zu sehen, damit er nicht an ihrem Gesicht erkennt, dass sie es ist, die ihn berührt hat, und dass sie es ist, die ihn unrein gemacht hat. Was wird er sagen, wenn er es erfährt? Wird er sich zornig auf sie stürzen oder sich angewidert abwenden? Sie kann den Gedanken nicht ertragen, vor all diesen Leuten bloßgestellt zu werden.

Aber Jesus hört nicht auf, nach dem Schuldigen zu suchen. Es ist nur eine Frage der Zeit, bis sie entlarvt wird. Sie kann sich nicht verstecken. Also tritt sie vor, fällt auf die Knie und macht den Mund auf.

> Zitternd vor Angst trat die Frau auf ihn zu, denn sie wusste, was mit ihr geschehen war. Sie warf sich ihm zu Füßen und sagte ihm, was sie getan hatte.
> *Markus 5,33*

Vielleicht gibt es ein Innehalten, einen Moment fassungslosen Schweigens in der Menge. Alle Augen sind auf Jesus gerichtet.

> Und er sagte zu ihr: »Tochter, dein Glaube hat dich gesund gemacht. Geh in Frieden. Du bist geheilt.«
> *Markus 5,34*

Die Frau öffnet die Augen. Sie kann den Staub dicht vor ihrem Gesicht deutlich sehen. Aber hat sie richtig gehört? In seiner Stimme liegt keine Spur von Zorn oder Abscheu, seine Worte sind voller Liebe und Akzeptanz: »Tochter, dein Glaube hat dich gesund gemacht. Geh in Frieden. Du bist geheilt.«

TOCHTER …

Wenn wir zu Jesus kommen, sind das auch seine Worte an uns.

»Tochter …« Wir werden nicht länger auf Distanz gehalten, aus dem Lager verbannt. Wir werden von Gott in die Arme geschlossen, bedingungslos geliebt und so wertgeschätzt wie sein Augapfel. Wie ist das möglich für jemanden, der so unrein ist? Es ist möglich, weil …

»Dein Glaube hat dich gesund gemacht.« Wenn wir zu Jesus kommen und daran glauben, dass er uns von unseren Sünden heilen kann, und wenn wir uns im Glauben an ihn wenden, dann tut er genau das. Er macht uns rein durch die Kraft des Kreuzes, an dem er unsere geistliche Unreinheit auf sich genommen hat. Und er ist so ein großartiger Erlöser: es braucht nur ein kleines bisschen Glauben, damit unsere Sünde weggewischt wird und wir die ganze Fülle erhalten, die Jesus anbietet.

»Geh in Frieden. Du bist geheilt.« Jesus schenkt Frieden und Freiheit. Er schafft Frieden zwischen uns und Gott anstelle von Konflikten, und er stellt den Frieden in uns wieder her. Wir sind von allem befreit, wofür wir uns schämen müssen. Unsere Sünden sind vergeben, unser Status in Christus ist sicher. Wir müssen uns nicht mehr von den Erwartungen anderer erdrückt fühlen oder in Angst vor deren Urteil leben. Wir müssen uns nicht von dem eigenen inneren Monolog des Selbsthasses beherrschen lassen. Jesus hat das Schlimmste in uns gesehen und hat uns so sehr geliebt, dass er trotzdem für uns gestorben ist.

»Tochter, dein Glaube hat dich gesund gemacht. Geh in Frieden. Du bist geheilt.«
Markus 5,34

Und das ist das Letzte, was wir im Markusevangelium von dieser blutenden Frau lesen. Wie gerne wüssten wir, was danach geschah. Wie gern würden wir miterleben, wie sie nach ihrer Begegnung mit Jesus nach Hause zurückkommt oder beginnt, sich ein neues Leben aufzubauen.

Davon lesen wir nichts. Aber wir können etwas noch viel Besseres tun. Als Frauen, die von Jesus befreit worden sind, können wir den Rest ihrer Geschichte selbst erleben.

ÜBERLASS ES IHM

Wenn es um Scham bei der Periode geht, kann man auf beiden Seiten vom Pferd fallen.

Auf der einen Seite ist da das Gefühl der unnötigen Scham. Die Scham, die einige von uns davon abhält, in der Toilette mit der Bindenverpackung herumzuknistern, hat für andere größere und ernstere Ausmaße. Ich spreche von der Scham, die uns davon abhält, medizinische Hilfe zu suchen, wenn wir sie brauchen. Das entnervende Gefühl der Peinlichkeit, das uns daran hindert, ein ehrliches Gespräch mit unserem Ehepartner zu führen oder an der Arbeit den wahren Grund für unsere Abwesenheit zu nennen. Die Peinlichkeit, die uns davor zurückschrecken lässt, uns einer gläubigen Freundin anzuvertrauen, die uns helfen könnte, diese besondere Belastung mitzutragen.

Und es geht nicht nur um die Periode – so viele von uns schämen sich in so vielen Bereichen unseres Lebens dafür, eine Frau zu sein. Die Selbstverachtung, die wir empfinden, wenn wir uns im Spiegel betrachten und uns wünschen, wir könnten aus unserer Haut schlüpfen und uns irgendwo im Dunkeln verstecken, wo uns niemand findet. Das katastrophal verlaufene Gespräch, das uns nachts wach hält, weil es uns in einer Endlosschleife durch den Kopf geht.

Ich will damit nicht sagen, dass du über deine Periode (oder deine Hormone oder deine Fruchtbarkeit oder was immer unter die Kategorie »sexuelle Gesundheit« fällt) sprechen *musst*. Aber Scham sollte nicht der Grund dafür sein, nicht darüber zu sprechen. Und wenn du das Bedürfnis hast, darüber zu sprechen, dich aber nicht dazu durchringen kannst, dann atme jetzt tief durch und erinnere dich an Folgendes: In Christus hat Gott dich zu seiner Tochter gemacht. Du bist ihm eine Freude. Er hat deinen Körper gut geschaffen. Er hat schon die schlimmsten Seiten an dir gesehen, und er bejaht dich trotzdem: innerlich und äußerlich. Er will das Beste für dich. Und nichts, was irgendjemand sonst sagt, denkt oder tut, kann dir das nehmen. Auch nichts, was du dir selbst einredest, kann daran etwas ändern. Und genau das brauchen wir, wenn wir uns schämen – sei es wegen der Periode oder aus anderen Gründen. Und genau das wird uns in die Lage versetzen, »unbekümmert dem nächsten Tag zuzulachen« (Sprüche 31,25; ELB), statt in Verschämtheit und Angst zu leben.

Wir können jedoch auch auf der anderen Seite vom Pferd fallen – und zwar, wenn wir versuchen, die Kategorie »Scham« ganz abzuschaffen. Die Propagierung von »Periodenpower« ist Teil einer umfassenderen Kampagne, die Frauen dazu aufruft, aufzustehen, sich nicht mehr zu entschuldigen und ihr wahres und großartiges Selbst freizusetzen und der Welt zu demonstrieren.

Aber die Bibel möchte uns vor beiden Extremen bewahren. Das soll *nicht* heißen, dass Kampagnen für eine bessere Menstruationsgesundheit und -aufklärung oder die Abschaffung der Stigmatisierung keine gute Sache sind – sie sind es definitiv. Sie sind eine mitfühlende Reaktion auf Leid und Ungleichheit. Was ich aber sagen *will*, ist dies: Die ständige Gleichsetzung von »natürlich« und »gut« lässt uns alle möglichen Fehler begehen. Und wir sollten uns daran erinnern, dass Scham eine *angemessene* Reaktion darauf ist, dass wir sündigen – in Gedanken und in unserem Handeln. *Darüber* Scham zu empfinden, ist eine gute Sache, wenn es uns zum Kreuz führt. *Nur* Jesus kann die Scham beseitigen. Versuche, uns selbst davon zu befreien, werden nicht von Dauer sein; wir werden bald wieder im Schlamassel stecken – wenn nicht in diesem Leben, dann im nächsten. Aber Jesus nimmt uns *ein für alle Mal* die Scham, und er tut es am Kreuz. Wenn du heute Grund hast, dich zu schämen, dann bring ihm den Anlass dafür, wende dich an Jesus und überlass ihm alles, worüber du Scham empfindest.

Christliche Frauen müssen keine Superheldinnen sein, die nach innen schauen und sich damit brüsten, dass sie Powerfrauen sind. Wir sind Töchter Gottes, die auf Jesus schauen und unsere Stärke darin finden, dass er unsere Stärke ist.

4

SO VIELE GEFÜHLE

Stell dir vor, du siehst an einem heißen Tag im Urlaub in einem malerischen Küstenstädtchen eine dieser verlockenden Eisdielen. Du öffnest die Tür, die Glocke läutet, und die Kundin vor dir tritt zur Seite, um den Blick auf die Glastheke freizugeben, hinter der 24 Eisbehälter stehen. 24 Behälter mit... Vanilleeis. Reihenweise identische, unberührte Mengen an Vanilleeis. »Drei Kugeln Vanille, bitte«, sagst du selbstbewusst. Du trittst mit der Waffel in der Hand aus dem schattigen Laden in die Sonne und probierst. Es ist süß. Es schmeckt gut. Es ist... nun ja, Vanille.

Diese seltsame Eisdielen-Fantasie hat durchaus einiges für sich. Eine solche Eisdiele wäre viel weniger stressig als eine normale Eisdiele – vor allem, wenn man Kinder im Schlepptau hat. Man muss sich nicht entscheiden, und man muss keine Risiken eingehen. Du weißt, was du kriegst, und du kriegst, was du weißt. Gegen eine Welt, in der alle Eissorten Vanillegeschmack hätten, wäre nichts einzuwenden (vorausgesetzt, man mag Vanilleeis).

Aber gleichzeitig würdest du so viel verpassen. Die schillernde Vielfalt an verlockenden Farben und Geschmacksrichtungen; das Gefühl der Vorfreude, wenn du denkst: »Heute nehme ich Pistazie, und vielleicht gönne ich mir morgen das Mango-Sorbet«; das gegenseitige »Lass mich mal von deinem probieren, du kannst auch von meinem probieren«. Und all die Aromen, die du nie kosten würdest: das fruchtig-süßsaure Prickeln von Himbeere, der zart schmelzende Genuss von Zartbitterschokolade, das Knacken der karamellisierten Knuspermandeln.

Ja, gegen eine Welt, in der alles Vanille ist, gäbe es nichts einzuwenden. Nur dass sie einfach nicht so schön ist wie eine Welt mit verschiedenen Eissorten. Auch die Vielfalt hat vieles für sich.

ZUR FEIER VON (EIN PAAR) GEFÜHLEN

Bei einem Kapitel über die emotionale Seite des Menstruationszyklus denken wir vielleicht unwillkürlich an das Negative. (Zugegeben, gerade in diesem Kapitel könnte man sich fragen: *Warum redet sie ausgerechnet hier über Eiscreme?*) Mit anderen Worten: Wenn wir an »Periode« und »Emotionen« denken, denken wir in der Regel an das prämenstruelle Syndrom (PMS), also an die Zeit im Monat, in der wir leicht wütend, reizbar oder traurig werden oder uns überfordert fühlen. Keine Sorge, zu diesem Thema kommen wir noch. Aber zunächst einmal sollten wir uns darüber freuen, dass Gott uns so geschaffen hat, *dass nicht jeder Tag wie Vanilleeis ist.* Nicht jeder Tag fühlt sich gleich an. Und das ist gut so.

Unsere Stimmungen und Gefühle weisen eine wunderbare Tiefe und Vielfalt auf. An einem Tag sind wir fröhlich und hüpfen mit federndem Schritt über den Bürgersteig. An einem anderen Tag sind wir entschlossen und setzen resolut einen Fuß vor den anderen. An wieder einem anderen Tag sind wir rundum zufrieden mit uns und der Welt und schlendern in unserem eigenen Tempo gemächlich dahin. Und an den meisten Tagen schaffen wir es, mindestens drei Dinge gleichzeitig zu empfinden, wie ein angetauter Eisbecher mit drei verschiedenen Eissorten, die alle ineinanderlaufen.

So wie Gott die Natur geschaffen hat, die mit den Jahreszeiten die Farben wechselt, so hat er auch die Menschen so geschaffen, dass sie eine erstaunliche Bandbreite an Emotionen empfinden können. Und er hat uns eine Sprache gegeben, die es uns ermöglicht, diese Emotionen auszudrücken und anderen mitzuteilen. Dadurch sind wir in der Lage, uns in andere hineinzuversetzen, mitzufühlen und wirklich in Kontakt zu kommen. Gott hat uns mit einem Körper ausgestattet, durch den wir uns ausdrücken können: Mimik, Gestik und Körperhaltungen, die so viel darüber verraten, was in uns vorgeht.

Wie im ersten Kapitel kommen wir auch jetzt nicht umhin, zu staunen. Was für ein unglaubliches Geschenk ist es, ein Mensch zu sein! Was für ein Glück, in einer »Eisdiele« zu stehen, die uns jede Menge unterschiedliche Geschmacksrichtungen von Gefühlen anbietet.

Das gilt natürlich für alle Menschen, nicht nur für den Teil der Menschheit, der einen Menstruationszyklus hat. Unsere Stimmung kann sich im Lauf eines Tages oder einer Woche ändern, und dafür kann *irgendetwas* verantwortlich sein: wie viel wir geschlafen haben, wie lange es her ist, dass wir das letzte Mal etwas gegessen haben, bis hin zu dem Streit mit unserer Schwester am Abend zuvor am Telefon. Selbst scheinbar triviale Dinge machen einen mehr als nur trivialen Unterschied aus. Und große Dinge haben große Auswirkungen und prägen unsere Gefühle für Wochen, Monate oder sogar Jahre.

Der Hormonzyklus fügt dieser Realität noch eine weitere Dynamik hinzu (ebenso wie die Veränderungen in der Pubertät und in den Wechseljahren) – eine Dynamik, die für viele eine unglaubliche Auswirkung hat. Viele Frauen stellen fest, dass sie sich durch den Anstieg des Östrogenspiegels rund um den Eisprung herum selbstbewusst, durchsetzungsfähig und kontaktfreudig fühlen. Umgekehrt kann ein Absinken des Östrogen- und Progesteronspiegels in den Tagen vor der Periode dazu führen, dass wir leicht gereizt sind, und das kann so weit gehen, dass wir fürchten, der Himmel falle uns auf den Kopf.

Vor nicht allzu langer Zeit fragte ich eine Freundin, wie ihr Wochenende war, und sie antwortete: »Ich war am Samstagabend so hormongesteuert, dass ich wirklich das Gefühl hatte, die Welt würde untergehen. Ich konnte gar nicht aufhören, darüber nachzudenken, wie sehr ich meinen Job hasse, wie sehr ich es hasse, morgens und abends in überfüllten S-Bahnen zu sitzen, dass unsere Wohnung zu kalt ist und dass ich das Bad nicht geputzt habe und deshalb eine schlechte Ehefrau bin. Normalerweise kann ich mich aus solchen Gedankenkarussells mit Vernunft herauskatapultieren, aber wenn ich meine Periode habe, wird es ziemlich finster. Ich war so deprimiert, dass ich es nicht mal geschafft habe, *Let's Dance* zu gucken.«

Und das ist der Punkt, an dem die Eisdielenfantasie an ihre Grenzen kommt. Denn in der Eisdiele des Lebens gibt es nicht nur die köstlichen Eissorten; es gibt auch welche, die schlecht schmecken. Wir würden sie zwar nie bestellen, aber so wie es aussieht, werden sie uns trotzdem serviert.

Und wie wir uns fühlen, wirkt sich natürlich oft darauf aus, wie wir mit den Menschen in unserem Umfeld umgehen. Ich nehme an, du weißt, wie es ist, wenn du einen ganzen Tag lang deine Kinder angeschnauzt oder deinen Kolleginnen entnervte Blicke zugeworfen hast, und dann einen oder zwei Tage später deine Periode bekommst und denkst: »Ach so. Deshalb war ich so unausstehlich.« Eine Freundin von mir hat sich einmal mit ihrem Mann gestritten, als sie ihre Periode hatte, und fünf Tage lang nicht mit ihm geredet: »Kein einziges Wort«, sagt sie mit einem leisen Hauch von Stolz. »Es ist ja nicht so, dass ich mich wegen nichts aufrege, wenn ich PMS habe. Es gibt immer einen berechtigten Grund. Es ist nur so: Wenn mein Zornpegel auf einer Skala von eins bis zehn an einem normalen Tag bei drei liegt, dann steigt er am falschen Tag des Monats durch denselben Vorfall auf zehn.«

Mir ist klar, dass ich mich hier auf heikles Terrain begebe (hab ich ja sowieso schon längst getan ...). Viele Frauen haben wirklich schwer mit PMS zu kämpfen. Aber es ist ein Kampf, den wir gewinnen können. Bei einigen sind die Symptome so heftig, dass sie in Richtung prämenstruelle dysphorische Störung gehen. In diesem Fall braucht es weitgehendere Hilfe, als ein Kapitel in einem Buch sie bieten kann. (Wenn das auf dich zutrifft, sprich mit deinem Arzt und einer Freundin, der du vertraust.) Für andere ist das überhaupt kein Thema. Für mich als Autorin, die versucht, diese Themen anzusprechen – und für jeden Menschen, der versucht, sich in einen anderen hineinzuversetzen –, besteht die Herausforderung darin, dass niemand von uns das Leben in der Haut eines anderen Menschen erleben kann.

Aber der Geist Gottes *kann* das, in gewissem Sinn, denn er wohnt in dir. Und der Geist Gottes spricht zu dir durch das Wort Gottes. Das ist also unser nächster Schritt – wir werden das dritte Kapitel des Briefes von Paulus an die Kolosser betrachten und sehen, wie er uns hilft, an den Tagen, die uns nicht schmecken, unser Leben zu meistern. Bevor wir weitergehen, nimm dir einen Moment Zeit, den Heiligen Geist zu bitten, dass er dir zeigt, wo er dich heute ermutigen und bestärken und wo er dich durch das Wort Gottes herausfordern möchte. Ich kann dir nicht sagen, ob du dich an einem x-beliebigen Tag wie eine Heilige oder wie eine Sünderin verhalten hast oder ob du einfach nur gut darin warst, dein Leben zu leben. Ich kann dir nicht sagen, welche Teile des folgenden Textes genau auf dich zutreffen und welche weniger. Aber der Geist kann es. Also frag ihn.

GRÜNDLICH NACHDENKEN

Wenn du im Internet nach Ratschlägen suchst, wie sich hormonbedingte Emotionen oder Gefühlsausbrüche am besten bewältigen lassen, findest du im Wesentlichen Ratschläge, die in Richtung Selbstfürsorge, Selbstrechtfertigung und Selbstakzeptanz gehen.

Die Bibel setzt woanders an. Was sie anbietet, ist nicht weniger tröstlich als irgendeiner dieser Tipps, sondern viel tröstlicher: Die Zuwendung, die Rechtfertigung und die Annahme, die Jesus uns schenkt – das ist der Ort, an dem wir ansetzen sollten, egal, mit welchem Problem oder welcher Sünde wir zu kämpfen haben und an welchem Tag im Monat wir damit konfrontiert sind.

In der ersten Hälfte des Briefes meditiert Paulus über die Vorrangstellung von Jesus Christus und warnt die Christen in Kolossä vor der Gefahr falscher Lehrer, die sie von der Wahrheit abbringen könnten. In Kapitel 3 wendet er sich dann der Frage zu, wie ein Leben für Christus konkret aussieht, und zwar in den verschiedenen Lebensbereichen. Und er beginnt so:

> Da ihr mit Christus zu neuem Leben auferweckt wurdet, sucht Christus, der zur Rechten Gottes im Himmel sitzt. Denkt nicht an weltliche Angelegenheiten, sondern konzentriert eure Gedanken auf ihn! Denn ihr seid gestorben, als Christus starb, und euer wahres Leben ist mit Christus in Gott verborgen. Wenn Christus, der euer Leben ist, der ganzen Welt bekannt werden wird, dann wird auch sichtbar werden, dass ihr seine Herrlichkeit mit ihm teilt.
> *Kolosser 3,1-4*

Ich habe mit einer Freundin – einer Krankenschwester, die in einer psychiatrischen Abteilung arbeitet – über PMS gesprochen, und sie hat mich darauf hingewiesen, dass es einen Unterschied zwischen Gedanken und Gefühlen gibt. Wir verwechseln beides oft. Gefühle sind meist Ein-Wort-Konzepte: traurig, glücklich, ängstlich. Gedanken sind die Dinge, die wir uns selbst einreden: »Niemandem liegt wirklich etwas an mir«, oder: »Ich hasse meinen Job so richtig.« Unsere Gefühle nähren unsere Gedanken, und unsere Gedanken prägen unsere Gefühle. Über unsere emotionalen Reaktionen haben wir meist nur wenig Kontrolle, aber was möglich ist, ist dies: Wir können unser Denken ändern. Daher konzentrieren sich sehr viele moderne Therapien wie etwa die kognitive Verhaltenstherapie auf die Denkmuster eines Menschen mit dem Ziel, dessen Gefühle langfristig zu verändern. Das soll nicht heißen, dass es schnell geht oder einfach ist, unser Denken zu ändern. Aber als Christen können wir mit der Unterstützung des Geistes rechnen. Er wirkt in uns, um uns zu verändern. Was aus eigener Kraft unmöglich wäre, wird mit seiner Hilfe möglich.

Paulus sagt sehr deutlich, in welche Richtung wir unsere Gedanken lenken sollten: *Denkt nicht an weltliche Angelegenheiten, sondern konzentriert eure Gedanken auf ihn!* Wenn ich stichprobenartig prüfen würde, worauf ich in einem bestimmten Zeitraum eines normalen Tages meine Gedanken gerichtet habe, würde das Ergebnis wahrscheinlich nicht lauten: »Auf Christus.« Das gilt vielleicht besonders an den Tagen im Monat, an denen wir besonders zur Selbstbeobachtung neigen: Wir werden hineingezogen in eine Gedankenspirale, die sich darum dreht, dass uns unsere Lebenssituation unzufrieden macht, dass wir zu wenige Freundinnen haben oder was für eine schreckliche Ehefrau/Mutter/Tochter/Freundin/Vorgesetzte/Mitarbeiterin ... wir (gewesen) sind. (Und nichts davon wird jemals besser werden. Ganz bestimmt nicht.)

Eine mögliche Reaktion darauf ist, dass wir versuchen, uns einzureden, dass nichts davon wahr ist (»Du hast ein schönes Zuhause«; »Du hast X doch gestern Abend erst besucht«; »Du hast letzte Woche so viele Überstunden gemacht, dass du dir jetzt wirklich eine Pause verdient hast«). In ihrem Buch *Superpower Periode* empfiehlt Maisie Hill, dem »inneren Kritiker« die Stirn zu bieten und ihm die Meinung zu sagen, etwa so:

> Weißt du was, du alter Nörgler, das nehme ich nicht an. Ich lese in meinem Tagebuch und mir fällt auf, was für großartige Dinge ich schon bewerkstelligt habe. Ich weiß, du denkst, ich bin faul, weil ich in Jogginghose auf dem Sofa liege, aber diese Ruhe ist wohlverdient, denn in meinem Sommer [in den Tagen vor dem Eisprung] habe ich mich selbst übertroffen, und jetzt lege ich Wert auf Ruhe.[20]

Das ist toll und alles bis auf ... was ist, wenn du dich in diesem Monat *nicht* »selbst übertroffen« hast? Und wer beurteilt, was

»großartig« ist? Ruhe ist gut – aber doch nicht nur, wenn wir sie uns erst verdienen müssen?

Wir brauchen etwas Objektiveres als unsere eigene Selbsteinschätzung. Und genau das stellt uns Paulus vor Augen. Er verweist auf Jesus, auf seinen Tod, seine Auferstehung und seine Rückkehr in die himmlische Herrlichkeit in der Geschichte und sagt, dass all dies auch uns geschehen ist, weil wir durch den Glauben mit Christus verbunden sind: »Denn ihr seid gestorben, als Christus starb, und euer wahres Leben ist mit Christus in Gott verborgen« (V. 3). Jesus ist für uns gestorben, damit unser altes sündiges Selbst tot, begraben und abgehakt ist. Er ist für uns auferstanden, um uns neues Leben, Auferstehungskraft, ins Herz zu legen. Und nun sitzt Christus »zur Rechten Gottes im Himmel« – und genau dort, bei ihm, ist unser Leben »verborgen«. Wir können diese geistliche Realität jetzt noch nicht mit unseren Augen sehen, aber eines Tages werden wir sie sehen: »Wenn Christus … der ganzen Welt bekannt werden wird, dann wird auch sichtbar werden, dass ihr seine Herrlichkeit mit ihm teilt.« Und in der Zwischenzeit ist unser geistlicher Stand sicher; niemand kann Christus seine Schafe aus der Hand reißen (Johannes 10,28). Nicht einmal unser innerer Kritiker.

Also, sagt Paulus in Vers 1, *weil dies bereits wahr ist, richtet euch auch daran aus*. Nehmt es in den Blick. Etwas Größeres und Besseres als das kommt nicht mehr. Wenn Christus der Ort ist, an dem unser Leben ist, dann sollten unsere Affekte und unser Verstand auch dort sein. Stell dir jemanden vor, der auf einer Geschäftsreise im Ausland ist und sich danach sehnt, wieder zu Hause zu sein, bei dem Menschen, den er liebt. Er rechnet immer wieder aus, wie spät es zu Hause gerade ist, und stellt sich vor, was der geliebte Mensch in diesem Moment wohl tut. Er zählt die Tage bis zum Rückflug. Das Datum steht fest, das

Ticket ist gebucht, und in der Zwischenzeit richtet er sein Herz und seine Gedanken auf den Menschen, den er liebt, und freut sich darauf, wieder dort zu sein, wo er hingehört. So sollen wir auch sein. Eines Tages werden wir bei Jesus sein. Und bis dahin richten wir unsere Gedanken auf ihn.

Und das sollte ja eigentlich einfach genug sein. Aber es verlangt eine bewusste Anstrengung des Willens. Beachten wir, was Paulus hier sagt: »Richtet euch ganz auf Gottes himmlische Welt aus« (V. 1; HFA). Es gibt viele »weltliche Angelegenheiten«, die unsere Aufmerksamkeit in Anspruch nehmen, einige davon zu Recht. Aber ich bin mir sicher, dass es zu einem x-beliebigen Zeitpunkt in einer x-beliebigen Woche oder an einem x-beliebigen Tag ein oder zwei Dinge gibt, zu denen deine Gedanken immer wieder zurückkehren, und das mehr als 17 Stunden am Tag. Was das für Dinge sind, kann sich mit deinen Hormonen und Lebensumständen ändern. Aber es gibt immer ein paar Lieblingsthemen. Wäre es nicht fantastisch, eine Frau zu sein, deren Lieblingsthema *Christus* ist? Es wäre eine Freude, eine solche Frau zu sein, und es wäre eine Freude, mit ihr zusammen zu sein. Deshalb sagt Paulus: »Richtet eure Herzen auf Gottes himmlische Welt ... Seht dahin, wo Christus ist ... konzentriert eure Gedanken auf ihn, nicht auf weltliche Angelegenheiten.«

»Ja, ja, aber *wie*?!« Wie können wir uns aus einem hormongesteuerten, introspektiven Gedankenkarussell selbst befreien? Hier ist ein praktischer Vorschlag, der mir geholfen hat. Gefunden habe ich ihn in Linda Allcocks Buch *Deeper Still: Finding Clear Minds and Full Hearts Through Biblical Meditation*. Manchmal, wenn ich merke, dass eine »weltliche Angelegenheit« meine Gedanken und Gefühle zu sehr in Anspruch genommen hat, binde ich mir ein paar Tage lang ein Haarband ums Handgelenk. Jedes Mal, wenn ich merke, dass ich an diese Sache denke, wandert das Haarband an das andere Handgelenk, und ich bitte Gott, mir zu helfen, meine Gedanken auf Christus zu richten. Ich »predige« mir selbst, wer ich in Christus bin. Irgendetwas an der physischen Handlung hilft wirklich, den Gedankengang zu unterbrechen und einen Schlussstrich zu ziehen – aber wirkliche Kraft hat die Erinnerung daran, Gott um Hilfe zu bitten. Irgendwann muss ich das Haarband aus irgendeinem Grund entfernen (beispielsweise, weil ich es für meine Haare brauche), und für eine Weile komme ich ganz gut mit meiner Gedankenwelt zurecht. Und dann merke ich wieder, dass etwas in meinem Denken nicht stimmt, und ich sage mir: »Heute ist Haarband-Tag.« Und dann geht es wieder los.

DIES IST EINE SCHLACHT

> Deshalb sollt ihr die Schwächen der Welt in euch abtöten: Haltet euch fern von Unzucht, Unreinheit, Zügellosigkeit und falschen Leidenschaften. Seid nicht geldgierig, denn das ist Götzendienst. Wer so lebt, den wird Gottes schrecklicher Zorn treffen. Früher, als euer Leben noch von dieser Welt geprägt war, habt ihr euch so verhalten. Doch jetzt ist es an der Zeit, Ärger, Zorn, Bosheit, Verleumdung und schmutzige Reden aufzugeben.
> *Kolosser 3,5-8*

Diese Worte von Paulus sind brutal offen. Und es liegt ein seltsamer Trost in der Tatsache, dass der Apostel den Christen in Kolossä sagen muss, dass sie sich von Zorn, Bosheit und Begierde befreien sollen – denn offensichtlich waren sie diese Dinge bis dahin nicht losgeworden. Das bist also nicht nur du, die in einem unkontrollierten PMS-Wutanfall, der dich selbst ebenso überrascht wie deine Kinder, die Kinder anmotzt; das bist nicht nur du, bei der der Eisprung und das falsche Fernsehprogramm dazu führen, dass sich dein Körper vor sexuellem Verlangen verzehrt und deine Gedanken in alle möglichen falschen Richtungen gehen. Seit dem ersten Jahrhundert haben Christen solche Kämpfe ausgefochten.

Wir sollten uns auch bewusst machen, dass die beiden Listen in Vers 5 und Vers 8 nicht erschöpfend sind – »die Schwächen der Welt« – das ist jedenfalls eine große, umfassende Kategorie. Mark Meynell weist in seinem Kommentar zu diesem Abschnitt darauf hin, dass »Egoismus [der] gemeinsame Nenner« der in Vers 5 aufgeführten Sünden ist.[21] Und an den Tagen, an denen ich im Östrogen-Flow bin und mich super fühle, weiß ich nur zu gut, dass es so etwas wie egoistische Geselligkeit gibt – wie leicht fällt es mir dann, einen Raum zu betreten und mich so zu verhalten, als ob alle anderen darin nur zu meiner Unterhaltung da wären.

Gleichzeitig ist Paulus auch brutal offen in Bezug darauf, was wir tun sollen: »Deshalb sollt ihr die Schwächen der Welt in euch abtöten« (V. 5). Wenn unser wahres Leben in Christus verborgen ist – wenn er für unsere Sünde gestorben ist –, dann sind die Verhaltensweisen, die wir früher an den Tag gelegt oder zumindest geduldet haben, nicht mehr angebracht (V. 7). Wir können nicht mehr nach der Pfeife dieser Begierden tanzen. Vielmehr sagt Paulus: *Führt Krieg gegen die Versuchung. Lasst euch nicht von ihr überwältigen. Tötet sie. Es ist ernst*: »Wer so lebt, den wird Gottes schrecklicher Zorn treffen« (V. 6).

Daran sollten wir (oder jemand anders) uns erinnern, wenn wir versucht sind, unsere Hormone als Entschuldigung für eine

Sünde zu benutzen. »Ja, ich habe ihn angeschnauzt – aber *er* sollte erst mal die Wechseljahre durchmachen, bevor er anfängt zu urteilen.« Das ist ein Versuch, sich selbst zu rechtfertigen. »Es tut mir aufrichtig leid, aber ...« ist ein Versuch, zu verharmlosen, was wir getan haben. Ja, Hormone *sind* real, sie *haben* eine sehr reale Auswirkung darauf, wie wir uns fühlen, und es *ist* hilfreich, das anzuerkennen. Aber die Sünde ist immer sündhaft (und die Reue sollte immer aufrichtig sein), unabhängig vom Zustand unserer Hormone. Paulus macht hier keine Ausnahme. Er sagt zu allem: *Tötet es.* PMS gibt uns keinen Freibrief, unser Stimmungstief an anderen auszulassen. PMS heißt auch nicht, dass es unvermeidlich ist, dass wir uns für drei Tage im Monat in eine Wölfin verwandeln (wie wir in den nächsten Versen sehen werden).

Es kann auch sein, dass wir uns die Situation neu bewusst machen – und uns auf einen Kampf vorbereiten müssen. Wir können unseren Zyklus liebevoll verfolgen und so voraussehen, wann die kritischen Zeitpunkte kommen. Dann sind wir vorbereitet. Sünde ernst zu nehmen kann manchmal bedeuten, dass wir den gesunden Menschenverstand, der uns gegeben ist, in Anspruch nehmen – etwa indem wir dafür sorgen, dass wir genügend Schlaf bekommen, uns regelmäßig bewegen und uns gesund ernähren. Und wenn wir mit negativen Gefühlen zu kämpfen haben, ist das ein guter Ansatzpunkt. Denk daran: Wir sind ganzheitliche Wesen mit Körper und Seele – wenn wir uns um das eine kümmern, wirkt das Wunder für das andere. Sünde ernst zu nehmen könnte so aussehen, dass wir uns anderen anvertrauen, damit sie für uns beten und uns praktisch helfen können, den Druck zu mindern und die Versuchung zu minimieren. Und Sünde ernst nehmen wird *immer* so aussehen, dass wir die Gabe des Heiligen Geistes in Anspruch nehmen, dass wir ihn um Hilfe bitten, wenn wir unseren Tag beginnen, und den Tag über darum beten, dass seine Kraft in uns wirkt.

Das ist etwas, das wir jeden Tag tun müssen. Es gibt keinen Zeitpunkt in unserem Zyklus, der frei von Versuchungen ist. Aber vielleicht, durch Gottes Gnade, wird das leise Piepen der Benachrichtigung unserer Zyklus-App uns veranlassen, unsere Entschlossenheit zu erneuern: ein frischer Anstoß, zu Gott zu kommen, um das zu bekommen, was wir so dringend brauchen, aber so leicht vergessen. Vielleicht ist es Gottes Gnade, dass er uns einen Zyklus geschenkt hat; dass er uns einen wunderbar komplizierten menschlichen Körper geschenkt hat, in dem wir s o viele Geschmacksrichtungen spüren können. Wenn jeder Tag Vanille wäre – wenn jeder Tag die gleichen Kämpfe mit sich brächte –, würden wir vielleicht den Antrieb verlieren, zu kämpfen. Vielleicht ist es ja sogar hilfreich, dass unsere Hormone die Lautstärke unserer launischen Begierden, die die ganze Zeit über da waren, aufdrehen, sodass wir die Chance haben, sie klarer zu sehen. Um es mit den Worten der Bibellehrerin Nancy DeMoss Wolgemuth zu sagen: »Alles, was uns dazu bringt, Gott zu brauchen, ist ein Segen.« Sogar PMS.

EINE CHANCE, NICHT NUR EIN PROBLEM

Belügt einander nicht, denn ihr habt eure alte, verdorbene Natur mit ihrem bösen Tun abgelegt und habt die neue Natur angenommen. Gott erneuert sie, sodass man erkennen kann, wie sie dem Bild ihres Schöpfers gleicht. Es kommt in diesem neuen Leben nicht darauf an, ob ihr Jude oder Grieche, beschnitten oder unbeschnitten seid, ob euer Volk zivilisiert oder primitiv ist, ob ihr versklavt oder frei seid, sondern es

kommt in allem nur auf Christus an und darauf, dass er in uns allen lebt!
Kolosser 3,9-11

»Ich kann nicht glauben, dass ich den Hormonen das Feld überlassen habe«, denke ich mir manchmal nach ein paar Tagen, an denen ich mich mies verhalten habe und dann meine Periode einsetzt oder wenn Tag 1 anbricht und die Probleme viel kleiner werden. Manchmal denke ich, mein »PMS-Ich« sei jemand ganz anderes als mein »wahres«, selbstbeherrschtes und rationales Ich.

Doch die Bibel erinnert uns daran, dass der wahre Kampf nicht zwischen unserem »hormonellen Selbst« und unserem »wahren Selbst« stattfindet. Es ist der Kampf zwischen unserem neuen Selbst und unserer irdischen Natur. Das gilt gleichermaßen, ob wir uns in einem Östrogenhoch oder in einem Progesterontief befinden. Es geht nicht darum, dass wir uns mit unserem Körper im Krieg befinden – Paulus spricht nicht von etwas Körperlichem, sondern von etwas Geistigem (auch wenn sich beides nicht so einfach trennen lässt). Was wir im Blick behalten müssen, ist dies: Unser neues Selbst ist jetzt unser wahres Selbst. So sind wir, und so wollen wir sein. Ja, wir leben immer noch mit einer irdischen Natur, die uns zum Ungehorsam verleitet. Ja, wir kämpfen immer noch mit niederträchtigen Begierden, die es lieben, auf jedes daherkommende Hormon aufzuspringen und darauf in Richtung Sünde davonzugaloppieren. Aber wir werden dennoch »erneuert, sodass man erkennen kann, wie [wir] dem Bild [unseres] Schöpfers gleich[en]« (V. 10).

Das große Thema des Paulus in Kolosser 3 ist die Einheit der Gemeinde, nicht die Bewältigung von PMS. Aber selbst wenn das so ist, kann uns das Wissen, dass Gott daran arbeitet, uns ihm immer ähnlicher zu machen, ermutigen – und zwar mindestens in zweierlei Hinsicht.

Erstens: Dass manche Hormone den Kampf mit der Sünde erschweren, heißt nicht, dass die Sünde gewinnen muss. In der Kraft des Geistes bist du frei, *nicht* zu sündigen. Und jedes Mal, wenn du giftige Worte zurückhältst, statt sie laut auszusprechen, jedes Mal, wenn du dich entscheidest, deine Angst im Gebet vor Gott zu bringen, jedes Mal, wenn du tief durchatmest und dich entscheidest, freundlich zu sein, statt zurückzuschießen, ist das ein Sieg. In diesem Moment bist du Christus ein Stückchen ähnlicher geworden. Es gibt also keinen Grund zu verzagen! Und je härter der Kampf, desto süßer der Sieg und desto größer die Veränderung in Richtung Christusähnlichkeit. Deshalb sind PMS-Tage nicht nur ein Problem, das es mit so wenig Kollateralschaden wie möglich zu bewältigen gilt, sondern eine Gelegenheit, zu kämpfen, zu gewinnen und sich zu verändern.

Und zweitens: Du *wirst* erneuert – du bist ein Werk im Werden. Du bist noch nicht am Ziel. Wenn wir also die Schlacht verlieren, brauchen wir nicht den Mut zu verlieren. »Es kommt in allem nur auf Christus an und darauf, dass er in uns allen lebt!« (V. 11). Und das gibt uns die Kraft, auch die nächste Anweisung des Paulus zu befolgen …

GEDULD MIT MIR (UND MIT ALLEN ANDEREN)

> Da Gott euch erwählt hat, zu seinen Heiligen und Geliebten zu gehören, seid voll Mitleid und Erbarmen, Freundlichkeit, Demut, Sanftheit und Geduld. Seid nachsichtig mit den Fehlern der anderen und vergebt

denen, die euch gekränkt haben. Vergesst nicht, dass der Herr euch vergeben hat und dass ihr deshalb auch anderen vergeben müsst. Das Wichtigste aber ist die Liebe. Sie ist das Band, das uns alle in vollkommener Einheit verbindet.
Kolosser 3,12-14

Ich hatte einmal eine Mitbewohnerin, die nach ein paar Tagen voll emotionaler Schwankungen mit hormonbedingten Ängsten manchmal sagte: »Danke, dass du es mit mir aushältst.« Dieser Satz ist mir im Gedächtnis geblieben. Und zwar als hilfreich. Es ging nicht darum, dass sie sich dafür entschuldigte, dass sie deprimiert gewesen war – das brauchte sie nämlich nicht. Wie wir in Kapitel zwei gesehen haben: Schwäche ist nichts, das wir verachten müssen. Unsere menschlichen Schwächen – körperliche und emotionale – sind nichts, wofür man sich entschuldigen muss; wir müssen dafür auch nicht um Vergebung beten. Traurigkeit ist eine legitime Eissorte. Wir sind Menschen, das Leben ist hart, und nicht jeden Tag steht Vanilleeis auf dem Speiseplan ... und das ist in Ordnung.

Aber was sie sagte, war auch hilfreich, weil es der Tatsache Rechnung trug, dass unsere Schwächen ... nun ja, ertragen werden müssen. Denn sie wirken sich auch auf andere aus. Deshalb sagt Paulus: »Seid nachsichtig« (V. 13). Redet einfühlsam; seid freundlich; bezähmt euer Anspruchsdenken. Das ist eine Aufforderung an jeden, der mit den Hormonen eines anderen Menschen zurechtkommen muss, weil er mit ihm lebt. Auf eine komische Art und Weise war es auch eine Freude, meine Mitbewohnerin zu ertragen (und natürlich gab es Tage, an denen sie mich ertragen musste), denn es ist immer eine Freude, Christus ähnlich zu sein. Manchmal machen wir uns Vorwürfe, wenn wir das Gefühl haben, dass wir anderen zur

Last fallen. Aber vielleicht will Gott deine Schwäche als Gelegenheit nutzen, damit jemand anders Christus ähnlicher wird, indem er dich erträgt.

Manchmal verwechseln wir Schwäche mit Sünde. Manchmal entschuldigen wir Sünde als Schwäche. In unserem Handeln vermischen sich tatsächlich Sünde *und* Schwäche oft – es ist sehr schwer, sie zu entwirren. Und wir neigen dazu, auf unsere Schwäche auf sündige Weise zu reagieren. Deshalb brauchen wir manchmal nicht nur die erste, sondern auch die zweite Hälfte von Vers 13: »Vergesst nicht, dass der Herr euch vergeben hat und dass ihr deshalb auch anderen vergeben müsst.« Wenn wir etwas falsch machen, können wir einfach zu Jesus kommen, weil wir wissen, dass er unsere Schwäche erträgt und unsere Sünden vergibt. Und deshalb ist es auch in Ordnung, wenn es uns schwerfällt, zu unterscheiden, was was ist. Denn das einzugestehen, ist Demut, und genau diese Demut gibt uns die Freiheit, andere in unserer Schwäche um Hilfe und für unsere Sünde um Vergebung zu bitten.

JEDEN TAG IM MONAT

Ich habe oben angeregt, dieses Kapitel damit zu beginnen, dass du den Geist Gottes bittest, dir zu zeigen, was er dir deutlich machen will – und das scheint auch ein guter Schlusspunkt zu sein. Denk also mal über die folgenden Fragen nach: Was sind die »Eissorten«, die du typischerweise im Laufe des Monats erlebst – leckere und die, die nicht schmecken? Wie wirken sie sich auf die Menschen in deinem Umfeld aus? Gibt es Dinge, für die du Gott und andere Menschen um Vergebung bitten solltest? Gibt es Dinge, bei denen du Hilfe brauchst – von Gott und von anderen? Wo hast du in deinem Kampf gegen deine irdische Natur Siege errungen, und wo ist der Kampf noch heftig? In welchen Bereichen lädt Gott dich ein, weiterzuwachsen? Mit wem könntest du über diese Fragen sprechen – entweder in deinem eigenen Interesse oder in dem anderer?

Wie immer deine Antworten auf diese Fragen lauten, wenn du auf Christus vertraust, kannst du eines sicher wissen: Du gehörst zu Gottes »Heiligen und Geliebten« (V. 12). An Tagen, an denen du dich schlecht fühlst, ist es nicht deine Aufgabe, dich in dich selbst zu vergraben und ein Mindestmaß an Selbstliebe aufzubringen. Du brauchst dich nicht selbst zu lieben; du wirst von einem anderen geliebt, und zwar von ganzem Herzen. Das ist eine Wirklichkeit, die keine andere Weltanschauung bieten kann.

Und genau diese Wirklichkeit befähigt uns letztlich, auch andere zu lieben (V. 14). Diese Wirklichkeit macht es uns möglich, an jedem neuen Morgen aufzustehen und uns mit Erbarmen, Freundlichkeit, Demut, Sanftmut und Geduld zu bekleiden – an jedem Tag des Monats, in jedem Monat unseres Lebens, bis Christus wiederkommt und sichtbar wird, dass wir seine Herrlichkeit mit ihm teilen.

5

SO WENIG ZEIT

Eine Gebärmutter ist ein seltsamer Chronometer.

Alle anderen Methoden der Zeitmessung – Sonne, Mond, Sterne, Fitnessuhren – sind eigenständige Objekte außerhalb von uns. Aber diese innere Uhr ist Teil von uns – buchstäblich in unseren Körper eingebaut. Mit jeder neuen Periode ist (ungefähr) wieder ein Monat vergangen. Egal, ob unsere Periode überraschend kommt, ob sie ein Gefühl der Erleichterung auslöst oder eine Hoffnung enttäuscht, der »erste Tag« ist immer eine Art Neuanfang. Wir haben den Höhepunkt unseres inneren Lebenskreislaufs erreicht. Und dann beginnt der Zyklus von Neuem.

Bis … er aufhört.

Und das ist der Punkt. Unser Schoß kennzeichnet nicht nur die Zeit des Monats, er kennzeichnet auch die Jahreszeiten des Lebens. Er sorgt dafür, dass wir den Übergang vom Mädchen- zum Frausein spüren und dann zu etwas, wofür wir alle möglichen dezenten Umschreibungen suchen – ein Übergang, der uns sicher in unserem Frausein nicht dezimiert, der aber doch von so großer Bedeutsamkeit ist, dass man ihn »Wechseljahre« nennt.

Die meisten von uns, die dies lesen, werden sich an ihre erste Periode erinnern; aber nur einige von uns wissen, wie es ist, die letzte Periode zu haben. Wenn du wie ich zur ersten Kategorie gehörst, dann ist es gut möglich (sogar wahrscheinlich), dass du nicht wirklich weißt, was du von den Wechseljahren zu erwarten hast. Schließlich wird in unserer Kultur nicht viel darüber gesprochen, abgesehen von den offensichtlichen Witzen und Stereotypen. Aber es gibt keinen Sexualkundeunterricht für die Midlife-Krise, in dem wir in Ohnmacht fallen könnten.

Technisch gesehen ist die »Menopause« ein einziger Tag, zwölf Monate nach deiner letzten Periode. In Deutschland liegt das Durchschnittsalter dafür bei 51–52 Jahren[22] – aber wie alle Zahlen in diesem Buch steht auch dieser Durchschnittswert für eine große Bandbreite an Erfahrungen. Alles, was vor dem 40. Lebensjahr eintritt, gilt als »verfrüht«; oft ist die Ursache unbekannt. Bekannt ist allerdings, dass einige Krebsbehandlungen und medizinische Eingriffe wie eine Hysterektomie eine frühe Menopause auslösen können. Die Symptome, die vor diesem Tag auftreten, werden als »Perimenopause« bezeichnet und alles, was danach eintritt, als »Postmenopause«. Im allgemeinen Sprachgebrauch wird der Begriff »Wechseljahre« jedoch für den gesamten Zeitraum verwendet, in dem eine Frau Symptome spürt. Dieser Zeitraum beträgt im Durchschnitt etwa vier Jahre, kann aber auch bis zu zwölf Jahre dauern.

Bei den Symptomen gibt es solche, über die unsere Kultur gerne Witze macht: Hitzewallungen, nächtliche Schweißausbrüche und Haarwuchs an unerwünschten Stellen. Es gibt Symptome, über die in unseren Gemeinden wohl kaum gesprochen wird: Scheidentrockenheit und verminderter Sexualtrieb. Es gibt aber auch solche, die man nicht so leicht zuordnen kann:

ein Allgemeinzustand von »Benebeltsein«, der dazu führt, dass man sich nicht wohlfühlt in seiner eigenen Haut und Stimmungsschwankungen und Reizbarkeit erlebt (»Ich glaube, ich war fünf Jahre lang nur wütend«, sagt eine meiner Kolleginnen rückblickend).

Frauen in den Wechseljahren sprechen auch über die emotionalen Auswirkungen auf alles, was dieser Lebensabschnitt typischerweise noch mit sich bringt: Fragen nach der eigenen Identität, wenn die Kinder aus dem Haus gehen; das Gefühl, an Weiblichkeit zu verlieren, wenn das Haar dünner wird, und die Angst, die das auslöst; die Trauer darüber, dass die Zeit des Kinderkriegens vorbei ist oder dass sie nie begonnen hat und nun auch nie beginnen wird. Kathleen Nielson beschreibt ein Gespräch mit einer Freundin, die Single war und das Gefühl hatte, »dass sie den Preis für etwas bezahlte, das sie nie bekommen hatte. Sie spürte, dass nicht nur ihr Körper, sondern auch ihre Träume jetzt aufs Abstellgleis geschoben wurden.«[23]

Vergessen wir aber auch nicht, dass die Wechseljahre für manche Frauen kaum Symptome und wenige emotionale Turbulenzen mit sich bringen. Viele Frauen sagen, dass sie keine Trauer empfinden, sondern im Gegenteil eine tiefe Freiheit und Erleichterung, weil sie keine Periode mehr haben. Für andere dagegen ist die Menopause eine Tortur, die die monatliche Regelblutung im Vergleich dazu wie einen Spaziergang erscheinen lässt.

Wenn du gerade mitten in den Wechseljahren bist, klingt es für dich vielleicht wie Schönfärberei, unsere Gebärmutter als Chronometer zu bezeichnen. In Wirklichkeit ist Sand im Uhrwerk – und schließlich bleibt es stehen. Und einmal mehr haben wir das Gefühl, dass wir Frauen wieder das schwerere Päckchen zu tragen haben.

Aber wenn wir die Dinge einmal anders betrachten könnten? Die Romanautorin Zadie Smith beschreibt ihre Gedanken im indischen Magazin *Elle*:

> Es wird allgemein angenommen, dass die Zeit vor allem eine Feindin der Frauen ist. Weil wir angeblich so viel zu verlieren haben: unser »Aussehen«, unsere Fruchtbarkeit, unser kulturelles Kapital ... Aber man kann es auch anders sehen. Dass Frauen in ihrem Körper eingebaute Zeitmesser haben – vor allem die »biologische Uhr« und die Wechseljahre –, Zeichen, die irgendwann beachtet werden müssen, Zeichen, die schließlich nicht mehr zu ignorieren sind, scheint mir mindestens ebenso sehr ein Segen zu sein wie ein Fluch ... Ohne die gefürchtete »biologische Uhr«, ohne die Wechseljahre und in einer Kultur mit wenigen ehrlichen Spiegeln, in denen man sich selbst sehen kann, wie man ist – was oder wer sagt einem Mann, dass er alt ist? ...
> Die Wahrheit ist ... das Alter existiert für uns alle. Es kommt auf uns zu, ob wir es glauben oder nicht. Und ich bin inzwischen sehr dankbar, in einem Körper zu leben, der mich jeden Tag an diese einfache menschliche Wahrheit erinnert. Das soll nicht heißen, dass mich der Gedanke an das Alter nicht traurig stimmt, dass ich nicht manchmal um mein 27-jähriges Ich trauere oder eine bestimmte Version meines Gesichts, meiner Brüste, meiner Beine oder meiner Zähne vermisse ... [Aber] ich denke, im Großen und Ganzen bin ich lieber traurig als realitätsblind.[24]

Zadie Smith ist keine Christin, Aber in gewisser Weise klingt sie wie eine moderne Version des Predigers aus dem Alten Testament: »Ein Geschick ist für den Gerechten und für den Ungerechten bestimmt ... Zeit und Geschick trifft sie alle« (Prediger 9,2.11; ELB). In diesen Worten klingt das Gebet des Mose nach: »Lehre uns ... zählen unsere Tage, damit wir ein weises Herz erlangen!« (Psalm 90,12; ELB).

Unser inneres Chronometer ist ein Segen, wenn es uns die Wahrheit sagt, die wir so oft lieber verdrängen: Wir werden alle älter. Um es ganz deutlich zu sagen: Wir werden alle sterben. Unsere Gebärmutter macht vielleicht zuerst den Laden dicht, aber eines Tages wird es auch unser Körper tun. Es ist, als ob die Sanduhr für jeden von uns umgedreht wurde, und unsere Periode – und die Wechseljahre – erinnert uns daran, dass der Sand im Stundenglas verrinnt.

»Ich bin lieber traurig als realitätsblind«, sagt Zadie Smith. Aber was, wenn das nicht die einzigen Optionen wären – wenn es einen Weg gäbe, wie dein inneres Chronometer dir ein neues Gefühl von Lebenssinn, eine neue Vision, eine neue Hoffnung geben könnte?

Wenn wir in der Bibel nachsehen, entdecken wir, dass es diesen Weg gibt.

WIR SIND ZERBRECHLICHE GEFÄSSE – UND DAS IST IN ORDNUNG

Wenn du, warum auch immer, ratlos, niedergeschlagen oder über deine eigenen Grenzen verzweifelt bist, dann bist du keineswegs die Erste, der es so geht. Paulus hat weder Menstruation noch Menopause erlebt, aber er kannte ganz sicher Druck, Traurigkeit und körperlichen Verfall. Von ihm stammt eines der anschaulichsten Bilder der Bibel dafür, wie sich das Leben in unserem Körper oft anfühlt: Wir sind »irdene Gefäße«, »Krüge aus Ton« – zerbrechlich und vergänglich (2. Korinther 4,7; verschiedene Übersetzungen). Dieses Bild findet sich im zweiten Brief, den Paulus an die Gemeinde in Korinth schreibt, einem leidenschaftlichen Appell, zum wahren Evangelium zurückzukehren und auch ihm, Paulus, dem wahren Apostel, gegenüber wieder loyal zu sein. In 2. Korinther 4 gibt Paulus uns einen Einblick, welchen physischen und emotionalen Tribut er für seinen Dienst für Gott zahlt. Er ist »von allen Seiten bedrängt«, »ratlos«, »verfolgt« und »zu Boden geworfen« (V. 8-9). Er ist bedrängt, verzweifelt, gejagt und deprimiert[25] – so sehr, dass er sogar sagt, dass »der Tod in ihm wirkt« (V. 12; ELB). Er spürt jeden Tag, wie der Sand durchs Stundenglas rinnt. Wie jede Frau, die schon einmal das Ticken ihrer biologischen Uhr gehört hat, weiß Paulus, dass sein Körper abbaut. Das ist die Realität des Lebens als »zerbrechliches Gefäß« (V. 7).

Aber Paulus ist nicht bereit, aufzugeben. »Von allen Seiten werden wir von Schwierigkeiten bedrängt, aber nicht erdrückt. Wir sind ratlos, aber wir verzweifeln nicht. Wir werden verfolgt, aber Gott lässt uns nie im Stich. Wir werden zu Boden geworfen, aber wir stehen wieder auf und machen weiter« (2. Korinther 4,8-9). Obwohl der Tod in seinem Körper schon am Werk ist, offenbart sich in ihm auch das »Leben Jesu« (V. 10; ELB). Das bedeutet: An die Stelle von Traurigkeit tritt Freude, an die Stelle von Realitätsferne tritt Entschlossenheit. Paulus beschließt daraufhin, drei Dinge zu tun – drei Dinge, die wir auch tun können.

WIR REDEN

> Dennoch hören wir nicht auf zu predigen, weil wir denselben Glauben haben wie der Psalmist, der sagte: »Ich glaube an Gott, deshalb rede ich.« Wir wissen, dass derselbe Gott, der Jesus, unseren Herrn, auferweckt hat, auch uns mit Jesus auferwecken wird und uns zusammen

mit euch vor sich hintreten lassen wird. Das alles ist zu eurem Besten. Und wenn Gottes Gnade immer mehr Menschen zu Christus führt, wird auch der Chor derer, die ihm danken, immer lauter, und Gott wird immer mehr Ehre erwiesen.

2. Korinther 4,13-15

Seine Arbeit im Dienst Gottes verlangt Paulus auch körperlich sehr viel ab, aber er hört nicht auf, von Jesus zu reden. Er glaubt, dass es ein Leben nach diesem Leben gibt (V. 14), er glaubt, dass die Korinther davon hören müssen (V. 15a), und er wünscht sich von Herzen, dass Gott verherrlicht wird (V. 15b).

Und deshalb redet er, und zwar mit folgendem Ziel: »Wenn Gottes Gnade immer mehr Menschen zu Christus führt, wird auch der Chor derer, die ihm danken, immer lauter, und Gott wird immer mehr Ehre erwiesen« (V. 15). Paulus hat eine weitreichende Vision davon, wie das Evangelium sich immer weiter verbreitet – immer mehr Menschen, die Gott immer mehr loben und ihm die Ehre geben.

In Kapitel eins haben wir über Gottes Auftrag an die Menschheit nachgedacht: »Seid fruchtbar und vermehrt euch, bevölkert die Erde und nehmt sie in Besitz« (1. Mose 1,28). *Geht und zeugt Kinder,* hat Gott gesagt. Es ist eine weitreichende Vision – es sollte immer mehr Träger seines Ebenbilds geben, die sich über die Erde verbreiten und Gottes Lob vermehren und ihm immer mehr Ehre geben sollten.

Im Alten Bund wuchs das Volk Gottes vor allem durch Fortpflanzung. In der Geschichte des Alten Testaments sehen wir, wie Gottes Volk sich ausbreitet: von einem kinderlosen Paar, Abram und Sarai, zu einer Nation, auf die der Alte Orient mit einem gewissen Neid schaut (wenn das auch nur relativ kurz währte – 1. Könige 10).

Und unter anderem ist dies ein Grund, warum im Alten Testament die Periode so negativ gesehen wurde. Wenn Gottes Verheißungen in erster Linie durch das Gebären von Kindern verwirklicht werden sollten, dann war jede Periode – jeder Monat, in dem man nicht schwanger war – ein Monat, in dem Gottes Mission nicht vorangetrieben wurde.

Und da Gottes endgültiger Sieg über das Böse durch den »Nachkommen« einer Frau (1. Mose 3,15) – ein Kind aus ihrem Leib – herbeigeführt werden sollte, bedeutete jede Periode einen weiteren Monat, in dem man auf die Ankunft des Messias wartete. Und wenn die Menopause einsetzte, zog das eine Art Schlussstrich unter die Möglichkeit, in Gottes Plan noch eine Rolle zu spielen. Wie mag es für Noomi gewesen sein, die Wechseljahre zu erleben, nachdem sie ihre beiden Söhne verloren hatte (Rut 1,12)? Oder für Elisabeth, die »keine Kinder« hatte, »weil sie unfruchtbar war«, und die zu dem Zeitpunkt, als wir ihr im Lukasevangelium begegnen – ebenso wie ihr Mann –, schon »sehr alt« ist (Lukas 1,7)? Für diese Frauen des Alten Bundes waren persönliches und nationales Leid eng miteinander verknüpft.

Aber wir befinden uns nicht mehr im Alten Testament, und im Neuen Bund liegen die Dinge anders. Nach wie vor ist es ein großes Geschenk, Kinder zu bekommen, aber darauf liegt nicht mehr das Hauptaugenmerk. Gottes Auftrag aus 1. Mose 1 findet sein Echo im Missionsbefehl Jesu an seine Jünger: »Geht zu allen Völkern und macht sie zu Jüngern. Tauft sie im Namen des Vaters und des Sohnes und des Heiligen Geistes und lehrt sie, alle Gebote zu halten, die ich euch gegeben habe« (Matthäus 28,19-20). Es ist eine weitreichende Vision – immer mehr Menschen aus immer mehr Völkern, die als Nachfolger Jesu leben. Diese Verse beinhalten sowohl die Gewinnung neuer

Nachfolger, indem Christen das Evangelium verkünden und Menschen an den Punkt führen, an dem sie öffentlich verbindlich versprechen, Jesus als ihrem Herrn zu folgen (wie es in der Taufe zum Ausdruck kommt, V. 19), als *auch* die immer erforderliche Arbeit, Christen in der Nachfolge zu »schulen«; denn jemanden zu »lehren … alle Gebote zu halten«, die Jesus uns gegeben hat, hört nicht am Taufbecken auf.

Für das Volk Gottes heute ist dies also die wichtigste Art und Weise, wie wir Leben in die Welt bringen: nicht, indem wir Kinder gebären, sondern indem wir Menschen den Weg zum Glauben an Jesus eröffnen. Oder besser gesagt: Der Auftrag, Kinder zu gebären, ist Teil einer größeren Mission. Wir sollen allen Kindern, die uns anvertraut werden, das Evangelium vorleben und ihnen vermitteln, was es bedeutet. Das gehört zum Auftrag, Menschen in aller Welt in die Nachfolge Jesu zu führen.

Wenn wir das glauben, werden wir reden (2. Korinther 4,13) – denn genau so geschieht es, dass wir den Glauben weitergeben und Menschen als Nachfolger gewinnen.

Es geschieht, wenn wir von Jesus sprechen, die Bibel aufschlagen oder ihn gemeinsam in Liedern loben. Es geschieht, wenn wir Kindern in der Kirche oder am Abendbrottisch die biblischen Geschichten vermitteln und wenn wir einer Freundin, der es schlecht geht, Mut machen, sich auszusprechen. Es geschieht, wenn wir Menschen einladen, mit uns die Bibel zu lesen, oder wenn wir sie fragen, ob sie in den Gottesdienst mitkommen möchten. Es geschieht, wenn wir in einer Bibelstunde oder im Hauskreis mitteilen, wie ein Bibelwort uns ermutigt hat, oder wenn wir Gottes Güte preisen, wenn wir am Sonntag zusammensitzen und darüber sprechen, wie die Woche war. Es geschieht, wenn wir mit- und füreinander beten; es geschieht, wenn wir Gott darum bitten, dass sein Reich wächst und dass sein Volk im Glauben wächst und reift.

Wir glauben, und deshalb reden wir.

Und wir tun es auch, während die Uhr tickt. »In uns wirkt der Tod«, sagt Paulus den Korinthern, »das Leben aber in euch« (2. Korinther 4,12; ELB). In der Tat ist es so, als ob er sich so total für das Evangelium verausgabt, dass der Sand schneller durch das Stundenglas rieselt. Die Aufgabe ist gewaltig. Und jeder Tag zählt.

Unsere Periode hat nicht mehr dieselbe Bedeutung für Gottes Erlösungsabsichten wie im Alten Bund. Aber, so sagte mir eine Freundin, sie könnte uns zum Nachdenken bringen. Was habe ich in diesem Monat getan, um Menschen zum Glauben zu führen? Wo habe ich geistliches Leben gefördert? Habe ich dazu beigetragen, neues geistliches Leben in die Welt zu bringen?

Vielleicht müssen wir etwas von den Frauen des alten Israels – und den vielen Frauen heute – lernen, die sich nach Kindern sehnten und daher wussten, was es heißt, mit jeder neuen Periode zu trauern. Das fordert mich heraus: Wie sehr liegt mir der Auftrag Jesu am Herzen, Menschen zum Glauben zu führen? Ist mir das wirklich *so* wichtig? Sehne ich mich so sehr danach, dass das Reich Gottes wächst? Das sollte ich doch. Aber oft tue ich es nicht.

Ich muss lernen, meine geistliche Unfruchtbarkeit zu betrauern. Vielleicht gilt das auch für dich. Und vielleicht kann jede Periode als eine neue Erinnerung daran dienen. Wir können den ersten Tag zum Anlass nehmen, unsere Prioritäten zu überprüfen, und uns neu dem Gebot Jesu verpflichten. Wir können intensiver um den Wunsch und die Gelegenheiten beten, von Jesus zu sprechen. Wir können uns entschließen, jeden Tag eines jeden Monats für seine Mission zu nutzen. »Wir glauben und deshalb reden wir« (V. 13).

WIR ERINNERN UNS AN DAS, WAS UNSICHTBAR IST

Deshalb geben wir nie auf. Unser Körper mag sterben, doch unser Geist wird jeden Tag erneuert. Denn unsere jetzigen Sorgen und Schwierigkeiten sind nur gering und von kurzer Dauer, doch sie bewirken in uns eine unermesslich große Herrlichkeit, die ewig andauern wird! So sind wir nicht auf das Schwere fixiert, das wir jetzt sehen, sondern blicken nach vorn auf das, was wir noch nicht gesehen haben. Denn die Sorgen, die wir jetzt vor uns sehen, werden bald vorüber sein, aber die Freude, die wir noch nicht gesehen haben, wird ewig dauern.
2. Korinther 4,16-18

Als ich Clare nach den Wechseljahren frage, sagt sie:

Ich dachte, ich wüsste, was mich in den Wechseljahren erwartet. Wenn überhaupt, dann war ich erleichtert, dass es jetzt losging. Und dann begannen die nächtlichen Schweißausbrüche. Ein paar Wochen lang waren sie eher lästig, aber nicht dramatisch. Dann überfielen sie mich mit voller Wucht, wie eine Lawine. In den schlimmsten Nächten wachte ich ein Dutzend Mal auf und kochte geradezu. Und der Schlafmangel hatte seine vorhersehbare Wirkung: Mein Gehirn war wie Brei, mein Sinn für Humor war verschwunden, und ich verbrachte meine Zeit damit, mich bei meinen Liebsten schon im Voraus für jegliche bissige Bemerkung zu entschuldigen.

Man braucht Clare nicht zu sagen, dass »ihre körperlichen Kräfte aufgezehrt werden« (V. 16; HFA). Sie kann es mit eigenen Augen sehen und am eigenen Körper spüren. Aber Paulus sagt, dass mit dem Älterwerden noch etwas anderes vor sich geht, etwas, das man nicht im Spiegel sehen kann: »Unser Geist wird jeden Tag erneuert« (V. 16). Eben das geistliche Leben, das wir in anderen zu fördern versuchen, wenn wir reden, wird auch in uns selbst erneuert. Unser irdischer Körper ist vergänglich, aber Gottes Arbeit an unserem Charakter ist ewig. Unser irdischer Körper mag uns Schwierigkeiten bereiten, aber eines Tages werden wir für immer zu Gott in seine Herrlichkeit gehen.

Das festzuhalten ist immens wichtig in einer Kultur, in der das, was wir mit den Augen sehen können, nämlich Jugend und Schönheit, so hoch im Kurs steht. Wir altern in der Regel ganz allmählich und fast unmerklich – ein Haar nach dem anderen wird grau. Aber die Wechseljahre können gerade deshalb so beunruhigend sein, weil sie sich so endgültig anfühlen, so unwiderruflich. Es ist die unbestreitbare und unüberhörbare physische Erklärung, *dass man alt wird*. In unserer Kultur gilt das als etwas Schlechtes – vor allem, wenn man eine Frau ist. Eine Analyse von Dialogen in 2000 Hollywood-Filmdrehbüchern ergab, dass Schauspieler bzw. Schauspielerinnen im Alter von 22 bis 31 Jahren jeweils rund 28 Millionen Wörter an Dialogen hatten. In der Altersgruppe der 42- bis 65-Jährigen waren es 55 Millionen Wörter für die Männer gegenüber 11 Millionen Wörtern für die Frauen.[26] Es ist kein Wunder, dass Frauen so viel in ihr Aussehen investieren.[27]

Aber wenn es darum geht, über Jesus zu reden und ihm zu dienen, spricht weder dein Alter noch dein Geschlecht gegen dich. Aus der Sicht der Bibel ist es nicht unbedingt etwas

Schlechtes, älter zu werden – und *älter auszusehen*. Paulus deutet in Titus 2 sogar darauf hin, dass sich uns mit zunehmender Reife *mehr* und nicht weniger Gelegenheiten bieten, Menschen im Glauben zu fördern; nämlich wenn wir die »älteren Frauen« werden, die so wichtig sind, um die »jüngeren Frauen« in jeder Glaubensgemeinschaft im christlichen Leben zu begleiten. Paulus gibt dem jungen Gemeindeleiter Titus folgenden Rat:

> Genauso sollst du die älteren Frauen lehren, ihr Leben so zu führen, wie es sich für jemanden gehört, der dem Herrn dient. Sie sollen nicht herumgehen und tratschen, und sie dürfen keine Trinkerinnen sein. Stattdessen sollen sie anderen zeigen, was gut ist. Diese älteren Frauen sollen die jüngeren Frauen anleiten, ihre Ehemänner und auch ihre Kinder zu lieben, besonnen und anständig zu leben, ihren Haushalt gut zu versorgen, freundlich zu sein und sich ihren Ehemännern unterzuordnen. Damit werden sie dem Wort Gottes keine Schande machen!
> *Titus 2,3-5*

Es stimmt zwar, dass wir unabhängig von unserem Alter immer für irgendjemanden »die Ältere« sein können. Aber Paulus scheint hier etwas Generationsbezogenes im Sinn zu haben. Wenn du dich also in einer Lebensphase befindest, in der du dich angesichts verschiedener Veränderungen fragst, wo dein Platz ist, versichert Paulus dir: *Er ist genau hier, an der Seite von jüngeren Frauen.* Denn das ist etwas, das Pastor Titus nicht selbst tun kann – er braucht dich. Und die Frauen brauchen dich. Je älter wir werden, desto mehr jüngere Frauen gibt es in unserem Umfeld und desto mehr Weisheit haben wir ihnen zu bieten. Das bedeutet: Wenn wir uns auf die Lebensmitte zubewegen und sie durchschreiten, kann unsere geistliche Fruchtbarkeit immer noch weiterwachsen.

Indem unser innerer Zeitmesser vorrückt und uns von einer Lebensphase in die nächste bringt, erinnert er uns daran, unsere Zeit gut zu nutzen. Vielleicht gehörst du ja zu denjenigen, die bei der Aussicht auf die Wechseljahre ein großes Gefühl der Freiheit verspüren – du genießt die Vorstellung, von bestimmten Lasten oder Verantwortlichkeiten befreit zu sein und einen neuen Lebensabschnitt beginnen zu können. Das ist großartig. Diese Verse in 2. Korinther 4 sind eine Erinnerung daran, diese neue Lebensphase für die Dinge zu nutzen, die wirklich wichtig sind.

Oder vielleicht gilt das für dich überhaupt nicht. Vielleicht bist du jemand, der in den Wechseljahren angekommen ist und den Kindern nachtrauert, die du nicht bekommen hast, oder den Träumen, die sich nie erfüllt haben. Oder du bist eine jüngere Frau, und etwas über die Wechseljahre zu lesen hat bei dir ein Gefühl der Panik ausgelöst, dass dir die Zeit davonläuft, um Kinder zu bekommen und deine Träume zu verwirklichen – du spürst, wie dir der Sand durch die Finger rinnt, und würdest alles tun, das Stundenglas anzuhalten.

Wenn das auf dich zutrifft, dann solltest du dies nicht überhören: »So sind wir nicht auf das Schwere fixiert, das wir jetzt sehen, sondern blicken nach vorn auf das, was wir noch nicht gesehen haben. Denn die Sorgen, die wir jetzt vor uns sehen, werden bald vorüber sein, aber die Freude, die wir noch nicht gesehen haben, wird ewig dauern« (2. Korinther 4,18).

Wenn du deine Freundin siehst, die eine Reihe von mittlerweile erwachsenen Kindern, ein Haus voller Fotos und bereits die ersten Enkelkinder hat, ist es ziemlich einfach zu »sehen«, was sie aus den letzten drei Jahrzehnten ihres Lebens gemacht hat. Und ja, sie hat sie wunderbar genutzt. Im Gegensatz dazu erscheinen dir die Früchte deiner Arbeit für diesen Teil deines Lebens vielleicht viel weniger greifbar. Du kannst deine geistlichen Kinder nicht mit einem DNA-Test identifizieren; du kannst geistliche Früchte nicht in Pfund und Kilo wiegen. Das macht sie aber nicht weniger real oder weniger bedeutsam. Auch wenn es so aussieht, als ob es niemandem etwas bedeutet, ob es uns gibt oder nicht – der Schein kann trügen. Vieles von dem, was Gott tut, bleibt für uns in diesem Leben verborgen. Paulus ermutigt uns, über das Hier und Jetzt hinauszublicken und darauf zu vertrauen, dass unsere Bemühungen irgendwie »eine unermesslich große Herrlichkeit bewirken, die ewig andauern wird« (V. 17).

Die Herausforderung für uns alle, egal, wer wir sind und in welcher Lebensphase wir gerade stecken, besteht darin, unseren Blick täglich nicht auf unseren älter werdenden Körper oder die irdischen Umstände zu richten, die wir »sehen« können, sondern auf das, was wir nicht sehen können, was aber dennoch am realsten und zuverlässigsten ist: Gott und sein Reich und unseren Platz darin.

Und darauf lässt uns Paulus in den folgenden Versen noch einen Blick werfen.

WIR SEUFZEN

> Denn wir wissen: Wenn dieses irdische Zelt, in dem wir leben, einmal abgerissen wird – wenn wir sterben und diesen Körper verlassen –, werden wir ein ewiges Haus im Himmel haben, einen neuen Körper, der von Gott kommt und nicht von Menschen. Deshalb sehnen wir uns danach, diesen vergänglichen Körper zu verlassen, und freuen uns auf den Tag, an dem wir unseren himmlischen Körper anziehen dürfen wie

ein neues Gewand. Denn wir werden nicht nackt sein, sondern einen neuen himmlischen Körper erhalten. In unserem sterblichen Körper seufzen wir, denn wir möchten lieber gleich unseren neuen Körper anlegen und vom vergänglichen in das ewige Leben überwechseln. Gott selbst hat uns darauf vorbereitet und uns als Sicherheit seinen Heiligen Geist gegeben.

2. Korinther 5,1-5

Und schließlich: Wir seufzen. Wir stöhnen, wie andere Übersetzungen formulieren. Es kommt mir so vor, als hätten wir das ganze Buch hindurch geseufzt, und so ist es passend, dass wir hier, gegen Ende, noch einmal darauf zu sprechen kommen. Vielleicht hat dich das ganze Gerede über geistliche Mutterschaft auch ein wenig aufstöhnen lassen. Noch etwas, das du tun sollst, in einer Zeit, in der du bereits spürst, dass deine Energie nachlässt, und du dich von allen Seiten unter Druck gesetzt fühlst – Arbeit, Kinder, die dich noch brauchen, alternde Eltern. Vielleicht schläfst du schlecht, oder deine Hitzewallungen machen dich müde und erschöpft. Ja, wir stöhnen. Das gehört zu einem Leben in einem Körper, der älter wird, dazu.

Aber sehen wir genau hin, worauf Paulus sein Seufzen richtet: »In unserem sterblichen Körper seufzen wir, denn wir möchten lieber gleich unseren neuen Körper anlegen und vom vergänglichen in das ewige Leben überwechseln« (V. 2). Bei diesem Seufzen geht es nicht darum, dass wir unseren schlankeren, beweglicheren, attraktiveren Körper von früher zurückhaben wollen. Bei diesem Seufzen geht es darum, dass wir vorwärtsgehen, »vom vergänglichen in das ewige Leben«.

Im Moment bewohnen wir einen Körper, der einem Zelt gleicht (V. 1). Aber eines Tages werden wir einen Auferstehungsleib erhalten, der in jeder Hinsicht wie ein Haus gebaut ist – dauerhaft, sicher, unerschütterlich, nicht alternd, ohne eine Spur von Scham oder Verlegenheit (V. 3). Die Ewigkeit wird keine körperlose Existenz sein, in der wir als Seele umherschweben. Wir werden in einem neuen Körper zum Leben erweckt, der nicht weniger real sein wird als der, in dem wir jetzt leben, nur dass er viel besser sein wird. Beides miteinander zu vergleichen ist so, als würde man ein Haus mit einem Zelt vergleichen.

Es ist diese Aussicht, die Paulus große Zuversicht gibt, wenn er sich den Gefahren seines Reisedienstes gegenübersieht – denn »wenn dieses irdische Zelt, in dem wir leben, einmal abgerissen wird ... werden wir ein ewiges Haus im Himmel haben« (V. 1). Und diese Aussicht kann auch uns Zuversicht geben, wenn wir mit dem langsamen Verfall des Alterns konfrontiert sind. (Oder auch den Gefahren des Reisedienstes – wer sagt denn, dass es zu spät ist, auf ein weit entferntes Missionsfeld zu gehen? Überleg mal, Schwester.) Eines Tages werden wir »vom vergänglichen in das ewige Leben überwechseln« (V. 4). Das ist ein Tag, der es wert ist, dass wir uns danach sehnen, uns dafür mühen und seufzen.

Unser innerer Zeitmesser erinnert uns daran, dass wir in einem Zelt leben und dass es eines Tages abgebaut wird. Aber wir haben auch noch etwas anderes in uns oder, besser gesagt, *jemanden*: »Gott hat uns ... als Sicherheit seinen heiligen Geist gegeben« (V. 5). Die Logik des Paulus lautet: Da Gott uns bereits seinen Geist gegeben hat, können wir sicher sein, dass er uns eines Tages auch alle anderen Gaben geben wird, die er uns versprochen hat – einschließlich des neuen, vollkommenen, ewigen Lebens in einem neuen Leib.

Der Zeitmesser sagt uns, dass wir sterben. Der Geist sagt uns, dass wir leben und dass der Tag erst noch kommt, an dem wir *voll und ganz* leben werden. Sorg dafür, dass du auf beide hörst. So vermeidest du sowohl Traurigkeit als auch Realitätsblindheit. Sieh zu, dass dein Seufzen in die richtige Richtung geht – vorwärts, nicht rückwärts.

Und da wir alle dazu aufgerufen sind, in Sehnsucht nach unserer himmlischen Wohnung zu seufzen – denn *Frömmigkeit sieht aus wie Seufzen* –, könnte man sogar sagen: Das verschafft Frauen, die in den Wechseljahren sind, einen Vorteil gegenüber denjenigen von uns, die derzeit die Vorteile ihrer relativen Jugend oder Gesundheit (oder Männlichkeit) genießen. Und wenn das der Fall ist, sind wir aufgefordert, mitfühlend und rücksichtsvoll mit unseren Schwestern zu sein, die seufzen. »In unserem sterblichen Körper seufzen wir« (V. 4). Ich hoffe, dass dieses Kapitel – und das ganze Buch – dir einen kleinen Einblick in das gegeben hat, was andere Frauen in deinem Umfeld vielleicht erleben. Aber es wäre für dich noch viel ergiebiger, wenn du sie fragen würdest. Wenn jemand in unserer Familie seufzt – vor allem, wenn es sich um jemanden handelt, dem gegenüber wir Verantwortung tragen –, schulden wir diesen Menschen mehr als billige Witze oder frustriertes Schweigen. Wir schulden ihnen ein Ohr, das bereit ist, zuzuhören, ein Herz, das verstehen will, und einen Mund, der bereit ist, sie zu ermutigen. Schließlich wirst du eines Tages auch in der Situation sein, dass du Mitgefühl und Ermutigung brauchst.

Die christliche Autorin Mel Lacy hat die Wechseljahre als einen Aspekt unseres Lebens als Christ und als einen Prozess der Heiligung beschrieben. Auf einem Seminar zu diesem Thema sagte sie: »Für uns in der Gemeinde ist das etwas, das die Frauen in unserem Umfeld jede Woche, jeden Monat, jedes Jahr durchmachen. Und als Christen, die der Bibel vertrauen, *haben* wir diesen Frauen etwas für ihr Leben zu sagen … In der Welt beschreiten Arbeitgeber tatsächlich bereits neue Wege, wenn es darum geht, was Frauen in der Menopause brauchen … Aber ich glaube nicht, dass wir in unseren Gemeinden auch nur darüber reden; es ist ein Thema, bei dem wir ›den Kopf in den Sand stecken‹.«[28] Man könnte etwas Ähnliches über die Menstruation generell sagen. Ist das ein Thema, das unsere Nachfolge betrifft und das wir ernster nehmen müssen?

MACH WAS DRAUS

Als ich schließlich tatsächlich begann, dieses Buch zu schreiben, unternahm ich auch einen neuen Versuch, meinen Zyklus konsequent zu verfolgen – zu Forschungszwecken, sozusagen. In einem Buch hatte ich die Anregung gelesen, ein »Stimmungstagebuch« zu führen: Ich begann am ersten Tag meines Zyklus, notierte das Datum und schrieb dann ein einziges Wort dazu, das zusammenfasste, wie ich mich fühlte. Am nächsten Tag tat ich dasselbe in der Zeile darunter. Und bei jedem neuen Zyklus begann ich in einer Spalte daneben eine neue Liste.

Als sich neulich wieder Tag eins ankündigte, entdeckte ich, dass die Seite inzwischen voll war (na ja, zumindest hatte ich die Daten notiert, es gab aber viele Lücken, wo ich vergessen hatte, meine Stimmung einzutragen). Nachdenklich fuhr ich mit den Fingern über das Blatt und die Rillen, die der Kugelschreiber durch meine kräftige Handschrift hinterlassen hatte – vier Monate, die einfach so verflossen waren. Tage meines Lebens, die durch das Stundenglas gerutscht waren, ohne dass ich ihnen nur einen Bleistiftstrich gewidmet hatte. Was hatte ich mit diesen Tagen gemacht? Hatte ich sie gut genutzt? Vielleicht nicht. Ich dachte darüber nach, was ich an Arbeit geleistet hatte, welche Wunden geheilt waren, welche Worte ich gesagt hatte. Nun, vielleicht doch.

Dann schlug ich die nächste Seite auf und schrieb das Datum in die erste Zeile. Stimmung: gut.

Tag eins. Ein neuer Monat, ein neuer Anfang, eine neue Gelegenheit, Jesus zu lieben, sich um andere zu kümmern und jeden Tag für Gottes Reich zu nutzen.

Zum Schluss

NICHTS ALS BLUT

Ich erinnere mich, dass ich einmal einen Werbespot für ein Waschmittel im Fernsehen gesehen habe. Er zeigte einen Unglücksraben von einem Mann mit einem riesigen Fleck auf dem Hemd, und die Stimme im Hintergrund zählte alle hartnäckigen Flecken auf, mit denen dieses Waschmittel fertigwird: Tomatensoße, Rotwein, Gras, Blut…

Jemand, der diese Werbung mit mir zusammen sah (ich weiß nicht mehr, wer), lachte: »Wenn du so viel Blut auf deinem Hemd hast, hast du sicher größere Probleme, als deine Klamotten sauber zu kriegen.«

Aber vielleicht war die Firma, die diesen Spot gedreht hatte, auf einer anderen Spur. Immerhin kämpft ein nicht zu vernachlässigender Teil der Menschen, die Waschmittel kaufen, regelmäßig mit Blutflecken. Es gibt eine Art geheimes Reinigungsritual, das wir im Alter von 10 bis 12 Jahren ziemlich schnell lernen. Hat deine Mutter dich auch in dieses Ritual eingeweiht? Spül deine Unterwäsche so schnell wie möglich mit kaltem Wasser durch, wenn nötig, nimm etwas Seife, leg sie in den Wäschekorb und hoff das Beste. Und zieh an diesen Tagen nicht deinen besten Slip an.

Wir kennen sie nur zu gut: Blutflecken. Ich schätze, die meisten von uns haben eine Schublade voller Slips für »diese Tage«, die das beweisen.

Ich kann mir ein amüsiertes Lächeln nicht verkneifen, wenn ich die Vision des Apostels Johannes vom Himmel lese:

> Danach sah ich eine riesige Menschenmenge – viel zu groß, um sie zählen zu können – aus allen Nationen und Stämmen und Völkern und Sprachen vor dem Thron und vor dem Lamm stehen. Sie waren mit weißen Gewändern bekleidet und hielten Palmzweige in ihren Händen ... Das sind diejenigen, die aus der großen Prüfung kommen. Sie haben ihre Kleider im Blut des Lammes gewaschen und weiß gemacht.
> *Offenbarung 7,9.14*

In einer seltsamen Umkehrung all der Male, wo wir unsere Schlafanzughosen im Waschbecken geschrubbt haben, haben diese Menschen ihre Gewänder in Blut gewaschen, um sie *weiß* zu machen. Entschuldigung, da muss ich lachen. Menschlich gesprochen: Die Methode funktioniert einfach nicht.

Aber in der Bibel schon, gewissermaßen.

Wir können das Thema Blut anhand all der Meilensteine in der Bibel verfolgen, an denen wir bereits vorbeigekommen sind. In 1. Mose 4, gleich nach der Schöpfung und dem Fluch, die wir in Kapitel eins und zwei betrachtet haben, erlebt Eva, »die Mutter aller Menschen auf der Erde« (Kap. 3,20), die Freude, zwei Söhne zu gebären: Kain und Abel. »Mit der Hilfe des Herrn habe ich einen Mann geboren«, sagt sie (Kap. 4,1). Doch nur wenige Verse später erlebt sie das vielleicht Schlimmste, was einer Mutter widerfahren kann: Ein Sohn tötet den anderen. So weit ist es mit der ersten Familie der Menschheit gekommen: Sie füllen die Erde mit Ebenbildern Gottes und dann bringen sie sich gegenseitig um, als Kain seinen Bruder Abel auf einem Feld zu Tode prügelt. Dann kommt Gott zu Kain und sagt: »Was hast du getan? Hörst du nicht: Das Blut deines Bruders schreit zu mir?« (V. 10). Das vergossene Blut Abels spricht von Sünde, Leid und Ungerechtigkeit.

In 3. Mose 16, gleich nach der »Perioden-Passage«, mit der wir uns in Kapitel drei dieses Buches beschäftigt haben, lesen wir dann die Anweisungen für den Versöhnungstag. Dies war ein jährliches Ereignis, bei dem die schuldig gewordenen Israeliten durch ein Opfer mit dem heiligen Gott versöhnt werden konnten (im Englischen bildet das Wort Sühne – *atonement* – ein »Einswerden« – »at-one« – ab). Der Priester schlachtete einen Stier für seine eigenen Sünden und einen Ziegenbock für die des Volkes und besprengte dann die Bundeslade mit dem Blut, bevor er das Allerheiligste wieder verließ und Blut auch an den Altar strich. Man könnte sich das »Allerheiligste« in der Mitte der Stiftshütte glänzend und sauber vorstellen, aber in Wirklichkeit war es bespritzt mit den jahrelangen Spuren des Opferblutes (das können wir annehmen, weil es keine Anweisungen gibt, die Lade zu reinigen).

Bei der Sühne (»atonement« – at-one-ment, Vereinigung) war viel Blut im Spiel. Und warum? Weil Gott sagt: »Das Leben eines jeden Geschöpfes ist in seinem Blut. Ich habe euch das Blut gegeben, damit ihr dadurch Wiedergutmachung für eure Sünden bewirken könnt. Das Blut bringt euch Wiedergutmachung, weil das Leben in ihm ist« (3. Mose 17,11). Unser Herz schlägt, das Blut fließt, der Sauerstoff zirkuliert – das hält uns am Leben. Seit Kain Abel erschlug, wissen die Menschen, dass man stirbt, wenn man zu viel Blut verliert. Es ist offensichtlich dass Blut im Alten Testament eine wichtige geistliche Bedeutung hat. Am Versöhnungstag, das wusste jeder in Israel, wurde die Schuld, die der Mensch auf sich geladen hatte, einem Ziegenbock aufgebürdet. Sein Leben für dein Leben; sein Blut für dein Blut, und zwar, weil »nach dem Gesetz fast alles durch Besprengung mit Blut gereinigt wurde. Ohne Blutvergießen gibt es keine Vergebung der Sünden« (Hebräer 9,22). Mit Blut wird die Sünde abgewaschen. Ohne Blut bleibt der Fleck.

Im Neuen Testament erfahren wir dann, worauf das alles hinauslief. Die Anklage Gottes gegen Kain ist seine Anklage gegen die gesamte Menschheit: »Sie sind schnell bereit, einen Mord zu begehen. Wohin sie auch gehen, folgen ihnen Verwüstung und Elend. Den Weg des Friedens kennen sie nicht. Sie haben keine Ehrfurcht vor Gott« (Römer 3,15-18).

Und doch ... »Gott sandte Jesus, damit er die Strafe für unsere Sünden auf sich nimmt und unsere Schuld gesühnt wird. Wir sind gerecht vor Gott, wenn wir glauben, dass Jesus sein Blut für uns vergossen und sein Leben für uns geopfert hat« (Römer 3,25). Er starb, obwohl wir es hätten sein sollen: sein Leben für dein Leben, sein Blut für dein Blut. Und machen wir uns hier nichts vor – als er ans Kreuz genagelt wurde, *floss sein Blut* wirklich. Wenn Abels Blut von Sünde spricht, dann spricht das Blut Jesu von Erlösung.

Wie im Alten Testament geht es bei der Sühne, die Jesus erwirkt hat, um mehr als um einen Waffenstillstand – es geht darum, dass Gott es möglich macht, dass wir ihm nah sein können: »Deshalb ... können wir jetzt zuversichtlich in das Allerheiligste des Himmels hineingehen, denn das Blut von Jesus hat uns den Weg geöffnet ... [und so] wollen wir mit aufrichtigem Herzen in die Gegenwart Gottes treten und ihm ganz und gar vertrauen. Denn unsere Herzen wurden mit dem Blut Christi besprengt, um unser Gewissen von Schuld zu reinigen, und unsere Körper sind mit reinem Wasser gewaschen!« (Hebräer

10,19.22). Das ist jetzt unsere Realität: Jesus hat die Türen weit geöffnet und heißt uns in der Gemeinschaft mit Gott willkommen. Und dieses Mal ist es von Dauer.

In der Vision des Johannes am Ende der Bibel bekommen wir einen Eindruck davon, wie diese Realität aussieht. Hinter den Kulissen des scheinbaren Chaos in dieser Welt versammelt Gott eine Menschenmenge um seinen Thron. Offenbarung 7,9-14 schildert, wie Johannes nicht nur einen oder zwei Menschen sieht, nicht nur drei- oder viertausend, sondern »eine riesige Menschenmenge – viel zu groß, um sie zählen zu können – aus allen Nationen und Stämmen und Völkern« (V. 9), die vor Gottes Thron stehen und makellose Kleider tragen, die »im Blut des Lammes« (V. 14) rein gemacht wurden. Es gibt keine Flecken, keine Spur von Verfärbungen, keine angegrauten Stellen. Dies sind königliche Gewänder, die nie wieder durch Sünde befleckt werden.

Ein wunderbar bildreiches altes Kirchenlied[29] greift diese Symbolik auf eine Weise auf, die mir zu Herzen geht:

> Es ist ein Born, draus heil'ges Blut
> Für arme Sünder quillt;
> Ein Born, der lauter Wunder tut
> Und allen Jammer stillt.
> Der Schächer fand den Wunderquell,
> den Jesu Gnad ihm wies,
> und dadurch ging er rein und hell
> mit ihm ins Paradies.

Offenbarung 7 malt eine Szene von ungetrübter Einheit und Freude und festlichem Jubel. Das ist es, was Christus für uns erreicht hat. Und es geschah alles durch sein Blut.

Blut redet. In diesem Buch haben wir gesehen, wie unsere Periode zu uns spricht: sowohl von Fluch als auch von Segen, von Seufzen und von Heil, von Schmerz und von Schönheit, von Abel und von Christus, von Sünde und Erlösung. Sie ist quasi ein erschütterndes Bild davon, was es bedeutet, in einer aus den Fugen geratenen Welt zu leben, die ihrer Erlösung entgegengeht. Aber eines Tages wird der erste Teil jedes dieser Begriffspaare weggenommen werden, und es wird nur noch der zweite übrig bleiben. Eines Tages wird der Himmel in einer neuen Schöpfung die Erde treffen, und Gott wird alle Tränen von unseren Augen abwischen (Offenbarung 21,4). Das Leben im Körper einer Frau mag uns manchmal zum Weinen bringen; aber von jenem Tag an werden sich unsere Tränen in Freude verwandeln.

Wir wissen das alles. Aber manchmal fühlt es sich so ... weltfremd an. Weit weg. Wie ein Traum. Unwirklich.

Und das ist der Grund, warum ich auch irgendwie dankbar bin für meine Periode. Von der Pubertät bis zur Menopause kommen wir Frauen regelmäßig mit Blut in Kontakt. Wir sehen es, riechen es und spüren es; es läuft in unsere Bettlaken und unter unsere Fingernägel. Es ist real. Vielleicht kann es also als reale Erinnerung an einen realen Tag dienen, der kommen wird. An einen Tag, an dem wir und das ganze Volk Gottes vor seinem Thron versammelt sein werden, gekleidet in makellose, in Blut gewaschene weiße Gewänder. Einen Tag, an dem wir, wie es im Originaltext des alten Chorals heißt, »errettet sind, um nicht mehr zu sündigen«. Einen Tag, an dem Schmerz und Angst überwunden sein werden. Einen Tag, an dem das Blut Jesu das letzte Wort haben wird.

Und dieser Tag wird für uns ebenso real sein wie heute das Blut unter unseren Fingernägeln.

Anhang

SO VIELE FRAGEN

1. Hatte Eva im Garten Eden ihre Periode? Werden wir sie in der neuen Schöpfung auch haben?

Das ist eine interessante Frage, denn sie zielt auf den Kern der Spannung, auf die wir stoßen, wenn wir die Periode im Licht der großen Heilsgeschichte der Bibel betrachten. Ist die Periode im Gesamtrahmen der Heiligen Schrift positiv oder negativ? Ist sie ein Symbol für Leben und gesunde Fruchtbarkeit oder ein Symbol für Tod und blockierte Fruchtbarkeit? Wenn es die Periode schon vor dem Sündenfall gab (aber natürlich ohne Schmerzen), dann gilt eher Ersteres. Wenn hingegen die Periode erst zusammen mit Krankheit, Leid und Enttäuschung in die Welt kam, dann träfe eher Letzteres zu. (Das würde auch erklären, warum die Menstruation eine Frau im Alten Testament unrein machte, denn die Periode selbst wäre ein Zeichen des Sündenfalls.)

Oder anders ausgedrückt: Hätte eine Frau in Gottes ursprünglichem Plan, in dem die Menschheit den göttlichen Auftrag hatte, »die Erde zu bevölkern und in Besitz zu nehmen« (1. Mose 1,28), in einem Zustand ständiger Fruchtbarkeit existiert? Oder wäre sie (so wie wir) nur an wenigen Tagen im Monat fruchtbar gewesen?

Wenn Letzteres der Fall ist, entspricht die zyklische Natur der Fruchtbarkeit vielleicht eher der zyklischen Natur der Jahreszeiten, was Bestandteil des ursprünglichen guten Planes Gottes gewesen zu sein scheint (1. Mose 1,14). In diesem Fall: Gab es vielleicht in einer nicht gefallenen Welt noch einen Menstruationszyklus, aber der Körper nahm die Gebärmutterschleimhaut wieder auf (wie es bei den meisten Tieren der Fall ist, wie wir in Kapitel eins gesehen haben), anstatt sie äußerlich abzustoßen? Wir können nur spekulieren.

Ich denke, mit größerer Gewissheit können wir sagen, dass es in der neuen Schöpfung wahrscheinlich die Periode nicht mehr geben wird. Jesus sagt, dass es in der neuen Schöpfung keine Ehe mehr gibt, weil die größere Realität, auf die sie hinweist – die vollkommene Einheit von Christus und der Kirche –, bereits vollendet ist (Lukas 20,34-36; Epheser 5,31-32). Außerdem sagt uns die Offenbarung, dass die volle Zahl des Gottesvolkes herbeigeführt worden ist (Offenbarung 7,4-8; 19,5); es ist also nicht mehr nötig, die Erde durch biologische Fortpflanzung zu »bevölkern«. All dies würde einen Menstruationszyklus überflüssig machen.

Ich könnte natürlich falschliegen. Wir werden es wohl herausfinden, wenn wir dort sind!

2. Ist es für Christen heute in Ordnung, Sex zu haben, während die Frau ihre Periode hat?

Ein Freund von mir, der Pastor ist, sagte mir, dass ihm diese Frage im Laufe der Jahre sehr oft gestellt worden ist. Es ist eine dieser Fragen, bei denen man sich über die Antwort immer unsicherer wird, je mehr man darüber nachdenkt.

Beginnen wir mit dem, was wir wissen. Im Alten Testament war Sex zwischen einem Mann und einer Frau verboten, während die Frau ihre Periode hatte. Neben einer Reihe von anderen sexuellen Sünden (hauptsächlich im Zusammenhang mit Inzest) wird dies in 3. Mose 18 festgelegt: »Während eine Frau ihre monatliche Blutung hat, ist sie unrein und du darfst nicht mit ihr schlafen« (3. Mose 18,19). In 3. Mose 20 werden die entsprechenden Strafen für jede dieser Sünden aufgeführt. In diesem Fall gilt: »Schlafen ein Mann und eine Frau miteinander, während die Frau ihre Tage hat, sollen beide aus ihrem Volk ausgestoßen und getötet werden« (3. Mose 20,18). Der aufmerksamen Leserin wird auffallen, dass dies wesentlich strenger klingt als in 3. Mose 15,24, wo es heißt: »Wenn ein Mann während dieser Zeit mit ihr schläft, verunreinigt sie ihn, und so ist auch er sieben Tage unrein.« Der Kommentator Gordon Wenham erklärt diesen Unterschied damit, dass sich dieser Vers eher auf etwas Zufälliges als auf etwas Bewusstes bezieht – das heißt, die Frau bekommt ihre Periode, während sie Sex hat.[30]

Die Frage lautet also: Ist das Gesetz, das den Geschlechtsverkehr während der Periode verbietet, für Christen heute noch verbindlich?

Wie wir in Kapitel drei gesehen haben, ist unsere Beziehung als Christen zum alttestamentlichen Gesetz nicht ganz einfach. Jesus sagte, er sei nicht gekommen, um das Gesetz abzuschaffen, sondern um es zu erfüllen (Matthäus 5,17); die zeremoniellen und rituellen Forderungen des Gesetzes sind in seinem ein für alle Mal erfolgten Opfer für die Sünde erfüllt worden. »Wir sind ... der Macht des Gesetzes nicht länger unterstellt.

Deshalb können wir Gott von nun an in einer neuen Weise dienen – nicht wie früher durch Einhaltung jedes einzelnen Buchstabens des Gesetzes, sondern durch den Heiligen Geist« (Römer 7,6). Die Gesetze des dritten Mosebuches wurden dem Volk Israel für eine bestimmte Zeit gegeben – und da Gottes Volk des Neuen Bundes nicht mehr als Nationalstaat existiert, müssen die in Kapitel 20 aufgeführten Strafen natürlich nicht mehr vollzogen werden (siehe 1. Korinther 5, wo Paulus die Gemeinde anwies, wie sie mit einem Fall von Inzest umgehen sollte).

Das Neue Testament macht jedoch deutlich, dass es einige Gesetze gibt, die für Christen immer noch gültig sind (siehe 1. Korinther 5). Jesus ist nicht gekommen, um das Gesetz abzuschaffen, aber er hat es deutlich verschärft, indem er darauf hinwies, dass Gottes Gesetz unsere Motive und unser Denken ebenso bestimmen soll wie unser Verhalten (Matthäus 5,21-48).

Womit haben wir es also in 3. Mose 18,19 zu tun?

Einerseits ist das Verbot in diesem Vers, während der Periode Sex zu haben, Bestandteil einer Liste anderer Verhaltensweisen, die eine orthodoxe christliche Sexualethik nach wie vor als moralisch verboten ansehen würde (zum Beispiel »Ihr dürft nicht mit einer Blutsverwandten schlafen«, V. 6; »Verunreinige dich nicht, indem du mit der Frau eines anderen schläfst«, V. 20; »Weder ein Mann noch eine Frau dürfen Geschlechtsverkehr mit einem Tier haben«, V. 23). Bedeutet das, dass während der Periode Sex zu haben zu allen Zeiten und in allen Kulturen ebenso falsch ist, wie etwa Ehebruch zu begehen? Für diese Ansicht spricht, dass am Ende der Aufzählung in Kapitel 18 gesagt wird: »So haben sich die Völker verunreinigt, die ich vor euch vertreibe. Durch ihr Verhalten wurde das ganze Land unrein. Deshalb bestrafe ich die Menschen, die dort wohnen, und das Land wird sie ausspucken« (18,24-25). Die genannten Verhaltensweisen waren nicht nur für die Israeliten falsch, sondern auch für die nicht israelitischen Völker, die vor ihnen im Land lebten.

Es gibt aber auch eine andere Seite. So sagt Kevin DeYoung in einer Predigt über diesen Abschnitt Folgendes:

> Der Schlüsselbegriff in Vers 19 ist »menstruelle Unreinheit«. Ehemänner sollten keinen Sex mit ihren Frauen haben, wenn sie menstruationsbedingt unrein sind. Die Frage ist also, ob die Menstruation eine Frau immer noch unrein macht.

Wie wir in Kapitel drei gesehen haben, können wir das verneinen. Also schließt DeYoung:

> Reinheit ist im Neuen Testament immer noch wichtig, aber sie wird statt einer rituellen zu einer moralischen Kategorie. Reinheit bezieht sich auf die Handlungen, die in Gottes Augen moralisch rein sind. Hier gilt also der Grundsatz, dass jede sexuelle Handlung, die einen unrein macht, für Christen nicht infrage kommt. Aber Blutverlust macht nicht mehr unrein.[31]

Ein wichtiger Gesichtspunkt in diesem Zusammenhang ist aber noch folgender: Es ist Sünde, gegen sein Gewissen zu handeln (Römer 14,23): »Nichts, was Gott geschaffen hat, ist unrein. Nur wenn es jemand dafür hält, ist es unrein« (V. 14). Und einen anderen Christen dazu zu bringen, gegen sein Gewissen zu handeln, ist ebenfalls Sünde; es ist lieblos und zerstörerisch (V. 20; s. Lukas 17,1-2). Wenn also du oder dein Partner ein ungutes Gefühl dabei haben, ist es angebracht, lieber zu vorsichtig zu sein als zu großzügig.

3. Ist es in Ordnung, hormonelle Verhütungsmittel zu verwenden, um meine Periode zu regulieren oder Schmerzen zu behandeln?

Viele Frauen, die Probleme mit ihrer Periode haben, bekommen von ihrem Arzt eine hormonelle Empfängnisverhütung angeboten, um die Schmerzen zu lindern und ihren Zyklus zu regulieren oder ganz zu stoppen. Wenn du die Kombinationspille nimmst, handelt es sich bei der monatlichen Blutung streng genommen um eine »Entzugsblutung« und nicht um eine Periode. Die Hormonersatztherapie (HET) ist eine Behandlung, die in vielen Fällen die Symptome der Menopause lindert. Christinnen dürfen diese Möglichkeiten zur Bewältigung ihrer Symptome nutzen, so wie sie auch die Vielzahl von anderen Medikamenten nutzen dürfen, die uns heute zur Verfügung steht. Für viele Frauen sind sie ein Rettungsanker. Preisen wir Gott für diese Vorteile des 21. Jahrhunderts!

Wenn du dich jedoch mit dieser Frage auch nur in die Nähe des Internets gewagt hast, weißt du wahrscheinlich, dass hormonelle Behandlungen, wie alle Medikamente, mit Risiken und Nebenwirkungen verbunden sein können und dass der weibliche Körper unterschiedlich darauf reagiert. Einige Frauenärzte kritisieren, wie schnell und unbedacht hormonelle Verhütungsmittel verschrieben werden, und vertreten die Ansicht, dass natürliche Therapien für viele Frauen genauso wirksam und insgesamt gesünder sind, aber eben nicht so billig und so einfach zu verabreichen wie ein Rezept für die Pille.

Bei dieser Entscheidung ist also Weisheit gefragt, und Weisheit sieht für jeden anders aus. Aber wie bei jeder Entscheidung erfordert auch hier die Suche nach einer weisen Entscheidung Nachdenken und Gebet und oft auch den Rat von anderen. Gott sei Dank dürfen wir als Christinnen wissen, dass Gott unsere Tage gezählt hat und dass unser Leben und unsere Gesundheit in seinen Händen liegt (Psalm 139,16) – wenn du also gebetet und den Rat von anderen gesucht hast und dich für die Pille entschieden hast, kannst du sie nehmen – im Glauben, nicht mit Angst. »Was immer ihr esst oder trinkt oder tut, das tut zur Ehre Gottes!« (1. Korinther 10,31).

Wenn du verheiratet bist, solltest du auch bedenken, dass viele hormonelle Verhütungsmittel eine Ausdünnung der Gebärmutterschleimhaut bewirken und damit eine Einnistung der befruchteten Eizelle in der Gebärmutter erschwert bzw. verhindert wird. Wenn das Leben mit der Empfängnis beginnt, das heißt in dem Moment, in dem die Eizelle befruchtet wird, dann muss man die ethischen Aspekte dieses Sachverhaltes sehr sorgfältig abwägen. Jedes hormonelle Verhütungsmittel ist anders, daher ist es wichtig, sich genau zu informieren. Dies kann zu der Entscheidung führen, andere Formen der Empfängnisverhütung zur »Verhütung der Empfängnis« (also zur Verhinderung einer Empfängnis) zu verwenden, damit jede Verwendung hormoneller Verhütungsmittel zur Behandlung von Menstruationssymptomen eben genau diese Symptome behandelt – und sonst nichts.

4. Sollten wir Menschen, die ihre Periode haben, als Frauen bezeichnen?

Vielleicht ist dir aufgefallen, dass in den Medien zunehmend von »menstruierenden Menschen« statt von »Frauen« die Rede ist. Damit will man (um die in diesem Zusammenhang verwendeten Begriffe zu verwenden) auch Transmänner und nicht binäre Menschen einbeziehen, die ihre Periode haben, sich aber nicht als Frauen identifizieren, und auch Menschen, die sich als Frauen identifizieren, aber keine Periode haben. Dies wurde 2020 zum Thema eines Twitter-Sturms, als die Harry-Potter-Autorin J. K. Rowling hinterfragte, warum in einer Artikelüberschrift von »Menschen, die menstruieren« statt von »Frauen« die Rede war. Sie twitterte: »›Menschen, die menstruieren‹. Ich bin sicher, dass es früher ein Wort für diese Menschen gab. Kann mir jemand weiterhelfen? *Wumben? Wimpund? Woomud?*«[32]

Warum löste dieser Tweet so viel Empörung aus? Weil er im Widerspruch zu der Ansicht stand, die die Antwort des Schauspielers Eddie Redmayne an Rowling zusammenfasst: »Transfrauen sind Frauen, Transmänner sind Männer.« Zu behaupten, dass nur Frauen ihre Periode haben, bedeutet also, dass transsexuelle Männer, die ihre Periode haben, keine richtigen Männer sind – oder zumindest keine Männer in genau der gleichen Weise wie Männer, die als Männer geboren sind, und dasselbe gilt für transsexuelle Frauen, die keine Periode haben. Und das wiederum steht im Widerspruch zu der Art und Weise, wie ein wachsender und immer lauter werdender Teil unserer Kultur über das Geschlecht denkt: nämlich, dass das Geschlecht (Gender) nicht etwas Biologisches ist, sondern eine Identität, die wir zum Ausdruck bringen; und dass es zutiefst verletzend und beleidigend ist, die Identität einer anderen Person, wie sie selbst sie definiert, zu untergraben.

In den letzten zehn Jahren hat sich das Narrativ rund um dieses Thema dramatisch verändert. Als ich Anfang der 2010er-Jahre studierte, wurde uns beigebracht, dass das Geschlecht biologisch ist, aber dass »Gender« ein soziales Konstrukt ist, das sozusagen »obendrauf« projiziert wird – eine Reihe von

Normen und Erwartungen (in Bezug auf Kleidung und Verhalten usw.), die kulturell definiert sind. Verwirrend war, dass wir dieselben Worte – »Mann« und »Frau« – benutzten, ob wir nun über das biologische Geschlecht sprachen oder über das soziale (Gender).

Nun scheint sich die Erwartung zu verstärken, diese Worte ausschließlich der Kategorie Gender, also soziales Geschlecht, zuzuordnen. Einige gehen noch weiter und argumentieren, dass auch das biologische Geschlecht selbst nicht binär ist – das heißt, dass es mehr als zwei Geschlechter gibt. Manchmal verweisen Befürworter dieser Ansicht auf die Existenz von intersexuellen Menschen, deren Geschlecht oder Chromosomenmuster nicht eindeutig sind. Entscheidend ist, dass das soziale Geschlecht – Gender – in erster Linie als eine angeborene, innere Identität betrachtet wird, die jemand zum Ausdruck bringt, und nicht (wie ich vor einem Jahrzehnt gelernt habe) als etwas, das uns die Gesellschaft von außen aufzwingt.

Auffallend ist, dass trotz alledem in anderen Bereichen niemand ein Problem damit hat, »Mann« und »Frau« mit dem biologischen Geschlecht gleichzusetzen – zum Beispiel bei der Diskussion über die relative Sterblichkeitsrate bei COVID. Das ist ein Hinweis darauf, dass Unterschiede zwischen den Geschlechtern weit über die Genitalien hinausgehen – immer mehr Stimmen belegen, dass der Körper von Männern ganz anders auf Medikamente reagiert als der von Frauen.[33] In anderen Zusammenhängen, etwa bei der Frage ethnischer Zugehörigkeit, erkennen wir sofort an, dass der Körper, in dem wir leben, die Art und Weise, wie wir die Welt erleben, zutiefst prägt. Und Wohltätigkeitsorganisationen, die sich für die Rechte von Frauen und Mädchen auf der ganzen Welt einsetzen – und für die Verbesserung von sanitären Einrichtungen und des

Zugangs zu Menstruationshygieneprodukten, die Beendigung der Stigmatisierung von Mädchen während der Periode und die Förderung des Schulbesuchs von Mädchen im Teenageralter –, nutzen Worte wie »Frau«, um ihre Botschaft zu vermitteln. Zur Feier des Internationalen Tages der Menstruationshygiene 2020 habe ich mir ein Video angesehen, das die Wohltätigkeitsorganisation Irise für ihre Kampagne *One World Period* produziert hat.[34] Darin sprach zunächst Dr. Maria Tomlinson von der Universität Sheffield:

> Was wirklich wichtig ist, ist, dass wir nicht aufhören, über die Periode zu reden … Wichtig ist auch die Sprache, die wir verwenden, wenn wir das tun. Es ist wichtig, dass wir eine Sprache verwenden, die alle einschließt, also Wörter wie »Menschen mit Periode« oder »Menstruationsprodukte«. Es ist gut, Begriffe wie »Damenhygiene« und »Hygieneartikel« zu vermeiden, denn diese Wörter haben eine negative Konnotation, nämlich dass Menschen, die ihre Periode haben, schmutzig sind, und sie schließen auch nicht alle sozialen Geschlechter ein.

Unmittelbar darauf folgte Suzan Kerunen, eine Menstruationsaktivistin aus Uganda:

> Heute möchte ich den zahllosen Frauen auf der ganzen Welt bei der Kampagne »One World Period« meine Stimme leihen. Es ist das gottgegebene Recht jeder Frau, sich in ihrer Haut und in ihrem Körper wohlzufühlen, insbesondere während ihres Menstruationszyklus. In meinem Land, Uganda, bleiben bis zu 28 Prozent der jungen Mädchen monatlich aufgrund ihres natürlichen Menstruationszyklus der Schule fern.

Die Dissonanz war frappierend. Wer kann schon sagen, wer recht hat?

Das also sagt uns unsere Kultur im Moment. Aber was sagt die Bibel dazu? Zum einen hoffe ich, dass dieses ganze Buch deutlich gemacht hat, dass es viel mehr Nuancen gibt, als wir im Rahmen dieses Buches abbilden können. Aber etwas Grundsätzliches sehen wir in 1. Mose 1: Gott schuf die Menschen nach seinem Bild, »als Mann und Frau« (1. Mose 1,27). Und gleich in den nächsten Versen sagt er ihnen: »Seid fruchtbar und vermehrt euch« (V. 28). Ihre Männlichkeit und Weiblichkeit wird gleichgesetzt mit ihren biologischen Reproduktionsfähigkeiten (in ihrem perfekten Zustand vor dem Sündenfall), nicht mit der Wahrnehmung der eigenen Identität oder einer Reihe von sozialen Erwartungen. Gender – das soziale Geschlecht – ist ihnen in erster Linie von einem Schöpfer gegeben, nicht von ihnen selbst gemacht.

Für eine Kultur, die die Vorstellung, es gebe einen Schöpfer, der eine gewisse Autorität über uns habe, ablehnt (so wie es damals Adam und Eva am Baum der Erkenntnis taten), ergibt das keinen Sinn, es wird vielmehr als anstößig empfunden. Aber wenn wir die christliche Sicht der Welt insgesamt bejahen, ist es tatsächlich wunderbar befreiend. Es befreit uns davon, bestimmte Erwartungen erfüllen oder eine bestimmte Leistung erbringen zu müssen. Es befreit uns von dem Gefühl, wir seien verpflichtet, uns von diesen Erwartungen zu befreien. Und es befreit uns von dem permanenten Problem, herauszufinden, wann wir den Erwartungen gerecht werden und wann wir uns befreien sollten. Und nicht nur das: In Christus wird uns ein himmlischer Leib in einer neuen Schöpfung versprochen, in dem wir endlich völlig frei sein werden von Scham, Stigmatisierung, Ungleichheit und jeglichem Gefühl innerer Zerrissenheit.

Seit meinem Abschluss an der Uni beschäftigt mich die Frage: »Was *ist* überhaupt eine Frau?« Ich glaube, letztlich wollte ich wissen: Mache ich es richtig? Aber eine Frau zu sein ist nicht etwas, das ich *tun* muss; es ist etwas, das ich *bin* – ein Geschenk, das man annehmen muss. Ich hoffe sehr, dass dieses Buch mit dazu beiträgt, dich und mich davon zu überzeugen, dass es ein schönes Geschenk ist, eine Frau zu sein.

5. Wie sollte ich mit meinen Kindern über die Periode sprechen?

Im Zuge der Arbeit an diesem Buch habe ich Freundinnen gefragt, wie sie ihre erste Periode erlebt haben. Viele Geschichten waren ziemlich banal, andere waren denkwürdig, und ein paar sind völlig im Nebel der Zeit verschwunden. Aber fast alle hatten dieselbe Hauptfigur – die eigene Mutter. Manchmal war sie genau dann da, wenn man sie brauchte, manchmal fiel sie durch ihr Schweigen auf, und manchmal hat sie – gemäß der Traditionen ihrer Kultur – ein richtiges Fest organisiert, bei dem die Onkel ihrer Tochter Geschenke machten.

Wenn du Vater oder Mutter bist und dies liest, vermute ich, dass du wahrscheinlich bereits spürst, dass du eine wichtige Rolle dabei spielst, was deine Kinder wissen und wie deine Kinder über die Periode denken – insbesondere deine Töchter. Die Frage ist: Wie können wir dafür sorgen, dass es die richtigen Dinge sind?

Da ich keine eigenen Kinder habe, habe ich eine Reihe von Eltern nach ihrer Sicht gefragt. Drei Themen kamen immer wieder zur Sprache.

Sei offen. Viele Eltern beschrieben, wie sie sich von Anfang an darum bemühten, eine Beziehung zu den Kindern zu pflegen, in der sie gemeinsam über alles reden konnten und in der Fragen immer willkommen waren. Einige Frauen erzählten, dass sie ihre eigene Periode nicht vor ihren Kindern verheimlichten. Die Kinder wussten um die Periode ihrer Mutter und was das bedeutet. Es herrschte Einigkeit darüber, dass das »Aufklärungsgespräch« im Idealfall keine große Enthüllung ist, sondern im Laufe der Zeit stattfindet, indem immer wieder die eine oder andere Information in unauffällige Alltagsgespräche eingestreut wird. Manche Eltern haben auch ein Buch zu Hilfe genommen, das sie gemeinsam mit ihrem Kind lesen konnten.[35] Und einige empfahlen, diese Art von Gesprächen bei einem Spaziergang oder im Auto zu führen – Seite an Seite ist immer weniger unangenehm, als wenn man sich direkt gegenübersitzt.

Sei proaktiv. Wie beim Thema Sex solltest auch beim Thema Periode idealerweise du die erste Person sein, von der deine Kinder etwas darüber erfahren. Es ist daher eine gute Idee, sich zu erkundigen, wann dieses Thema im Lehrplan der Schule behandelt wird. Die meisten Mädchen bekommen ihre Periode im Alter von zwölf Jahren, aber sie kann auch schon mit acht Jahren einsetzen oder erst mit 16. In der Regel sind es etwa zwei Jahre, nachdem das Wachstum der Brüste beginnt. Einige Mütter erzählten, dass sie ihren Töchtern die erforderlichen Hygieneartikel gezeigt und erklärt hätten, wo sie zu finden sind und wie man sie verwendet.

Sei positiv. Es ist eine Sache, dafür zu sorgen, dass Kinder die biologischen Fakten verstanden haben. Aber als Christen können wir die Periode als Gelegenheit nutzen, einige wichtige Botschaften zu vermitteln oder zu bekräftigen, über die wir in diesem Buch nachgedacht haben: dass unser Körper gut ist; dass es gut ist, dass Gott uns als Mann und Frau geschaffen hat; dass Mutterschaft eine hohe Berufung und eine gute

Gabe ist – aber dass es auch mehr als eine Art gibt, »Mutter« zu sein. Wir können unsere Kinder daran erinnern, dass Gott will, dass wir alle, Männer und Frauen, unsere Energie in den Aufbau der Gemeinde Gottes stecken; dass er alle Dinge, auch den Schmerz, benutzt, um uns im Glauben wachsen zu lassen; und dass wir, wenn unser Körper uns jetzt frustriert, uns auf den Tag freuen können, an dem er in Herrlichkeit auferstehen wird.

Dies sind nicht die Botschaften, die die Welt deinen Kindern über die Periode vermitteln wird. Aber es sind Botschaften, die unsere Kinder hören müssen – nicht nur unsere Töchter, sondern auch unsere Söhne. Aber das muss sich nicht auf ein einziges Gespräch vor der Pubertät beschränken. Diese Gespräche kannst du auch weiterhin führen, während du deine Tochter oder deinen Sohn durch ihre Teenagerjahre begleitest.

Noch ein letzter Punkt: Die meisten Eltern, die ich gefragt habe, wie sie mit ihren Kindern über die Periode sprechen, waren der Meinung, dass sie es nicht besonders gut gemacht hatten. Aber ein paar Jahre später machten nur sehr wenige ihrer Kinder den Eindruck, es hätte für sie negative Folgen gehabt!

6. Ich bin Ehemann, und meine Frau hat echte Probleme mit ihrer Periode. Was kann ich tun?

Bei dieser Frage verlasse ich mich auf die Weisheit eines Mannes, der sowohl Ehemann als auch Pastor ist: Rico Tice, leitender Pfarrer an der All Souls Church in London. Als ich Rico zum ersten Mal davon erzählte, dass ich dieses Buch schreibe, sagte er mir (nachdem er sich damit abgefunden hatte, dass wir während der Mittagspause plötzlich auf das Thema Periode zu sprechen kamen), dass er in seinen Ehevorbereitungskursen in der Gemeinde dieses Thema immer anspricht. »Ich glaube, dass es die Tür für geistliche Angriffe öffnet, wenn wir dieses Thema total vernachlässigen«, sagte er ernst. Er ermutigt einen zukünftigen Ehemann, mit seiner Frau darüber zu sprechen, wie sich ihr Menstruationszyklus auf sie auswirkt, und in seinem Terminkalender diskret die Tage zu notieren, an denen sie Schmerzen hat oder emotionaler als gewöhnlich reagiert. Er rät, in dieser Zeit keine großen Entscheidungen zu treffen und nach einem Streit keine voreiligen Schlüsse zu ziehen, sondern ein paar Tage später noch einmal darüber zu sprechen.

Vor allem aber ermutigt er die Männer, ihre Frauen an diesen Tagen ein wenig bewusster zu lieben und wertzuschätzen.

Wie sieht das genau aus? Nun, das hängt von deiner Frau ab. Also frag sie! Wenn sie regelmäßig mit ihrer Periode zu kämpfen hat – sei es körperlich, emotional oder geistig –, dann führe ein ehrliches Gespräch darüber, wie du sie am besten unterstützen kannst. Geh nicht davon aus, dass sie überreagiert oder dass sie nur wegen ihrer Hormone etwas Bestimmtes empfindet. Vergleiche sie nicht mit anderen Frauen, die du kennst. Sei stattdessen »voller Mitgefühl, liebevoll, barmherzig und zuvorkommend« (1. Petrus 3,8). Ermutige sie, wenn nötig einen Arzt aufzusuchen. Bete für sie. Im Zweifelsfall solltest du aktiv nach praktischen Möglichkeiten suchen, ihr zu helfen. Wasch die Bettwäsche, füll die Wärmflasche auf und geh ein paar Stunden mit den Kindern raus. Und sei versichert: Gott hat euch einander gegeben, um euch beide Jesus ähnlicher zu machen, durch alles, was das Leben in einer Ehe mit sich bringt, also auch hierdurch.

7. Ich bin Pastor, und ich habe festgestellt, dass unsere Gemeinde dieses Thema noch nie angesprochen oder Frauen in diesem Bereich unterstützt hat. Was kann ich tun?

Frag einige Frauen. Das meine ich tatsächlich so: Frag einige Frauen. Hoffentlich hast du recht viele ältere Frauen nach Titus 2 in deiner Gemeinde, die bereits jüngere Frauen begleiten und fördern. Warum fragst du sie nicht, wie du sie bei dieser Arbeit unterstützen kannst? Paulus sagt Titus, er solle »die älteren Frauen lehren«, damit »sie die jüngeren Frauen anleiten können ...«. Diese Frauen haben eine viel bessere Vorstellung davon als ich, was in deinem speziellen Kontext willkommen wäre.

Nicht jede Frau wird mit dir über ihre Periode sprechen wollen. Vielleicht hältst du es auch selbst nicht für angebracht. Aber wenn du ein Pastor sein willst, der für seine ganze Herde – Männer und Frauen – gut sorgt, dann wäre es vielleicht ein guter Anfang, ein wenig kreativer über die Beispiele in deinen Predigten nachzudenken. Warum erwähnst du nicht auch »die Erfahrung der Wechseljahre«, anstatt dich nur auf eher blasse Szenarien zu beziehen, wie »wenn die Arbeit stressig ist«? Oder wenn du Krankheiten wie Krebs oder Autounfälle als Beispiele für das Leben in einer gefallenen Welt aufzählst, warum dann nicht auch Endometriose und Regelschmerzen? Kleine Probleme wie diese in dieser Weise anzuerkennen, könnte eine große Wirkung auf deine Zuhörerinnen haben – und es signalisiert, dass sie dich, auch wenn ihr spezielles Problem ein »Frauenproblem« ist, um Gebet und seelsorgerliche Unterstützung bitten können, ohne dass du völlig aus der Fassung gerätst.

DANKSAGUNG

Ein herzliches Dankeschön an alle bei The Good Book Company für eure Verbundenheit in der Arbeit für das Evangelium, die ich in diesen bizarren Zeiten des Jahres 2020 mehr denn je zu schätzen wusste; an den Verlag dafür, dass er dieser etwas seltsamen Idee eine Chance gegeben hat; an Bethany und das Marketingteam; und an Carl Laferton, der dieses Buch mit einem lobenswerten Mangel an Befangenheit lektoriert hat und der jetzt mehr über meine Periode weiß, als die meisten Chefs über ihre weiblichen Mitarbeiter wissen. Danke, dass du dich für dieses Buch eingesetzt hast, und dafür, dass du die Autorin über die Ziellinie gebracht und geduldig all die Male ertragen hast, wenn ich mal wieder furchtbar nervös war.

Ich danke all den Menschen, die mutig ihre Geschichten und Gedanken über ihre Periode mit mir geteilt haben, insbesondere Cathy D., Katie B. und Tom W., die das Manuskript gelesen und mir sehr hilfreiches und detailliertes Feedback gegeben haben.

Ein Großteil dieses Manuskripts entstand während des COVID-Lockdowns, während ich die Gastfreundschaft meiner Eltern genoss. Mein Dank geht wie immer an sie, an meine Familie und an meine Gemeindefamilie für all ihre Liebe und Unterstützung.

ANMERKUNGEN

Christliche Bücher

Linda Allcock, *Deeper Still: Finding Clear Minds and Full Hearts Through Biblical Meditation* (The Good Book Company, 2020)
Paul Barnett, *The Message of 2 Corinthians* (IVP UK, 1988)
Mark Meynell, *Colossians For You* (The Good Book Company, 2018)
Kathleen Nielson, *Women and God: Hard Questions, Beautiful Truths* (The Good Book Company, 2018)
Nancy R. Pearcey, *Love Thy Body: Answering Hard Questions About Life and Sexuality* (Baker, 2018)
Chris Richards and Liz Jones, *Mädchen Mädchen – wie du von Gott gedacht bist* (CLV, 2017)
Gordon Wenham, *The Book of Leviticus, The New International Commentary on the Old Testament* (Eerdmans, 1979)

Säkulare Bücher

Nimko Ali, *Worüber wir nicht sprechen sollen – es jetzt aber trotzdem tun* (Goldmann, 2021)
Emma Barnett, *Period. It's About Bloody Time* (Harper Collins, 2019)
Lynn Enright, *Vagina: A Re-Education* (Allen & Unwin, 2019)
Maisie Hill, *Period Power: Harness Your Hormones and Get Your Cycle Working for You* (Green Tree, 2019)
Alyson J. McGregor, *Sex Matters: How Male-centric Medicine Endangers Women's Health and What We Can Do About It* (Quercus, 2020)

ENDNOTEN

1 Die Studie wurde unter der Leitung des University College London (UCL) und des Unternehmens Natural Cycles durchgeführt (siehe https://www.aerzteblatt.de/nachrichten/105541/Zum-Eisprung-kommt-es-meist-nicht-an-Tag-14-des-Menstruationszyklus).

2 Einer Umfrage unter deutschen Jugendlichen aus dem Jahr 2014 zufolge sind es 23 Prozent der befragten Mädchen (siehe https://de.statista.com/statistik/daten/studie/615078/umfrage/vorbereitung-auf-die-erste-regelblutung-oder-auf-den-ersten-samenerguss-in-deutschland/).

3 Dieser Abschnitt ist inhaltlich und stilistisch stark an Kapitel 2 von Maisie Hills Buch *Period Power* (S. 26-46) angelehnt. Ihre Erklärung der Biologie des Menstruationszyklus ist die verständlichste, die ich gefunden habe.

4 Nancy R. Pearcey, *Love Thy Body* [Liebe deinen Körper] (Baker, 2018), S. 21.

5 Emma Barnett, *Period* (Harper Collins, 2019), S. 71.

6 https://www.dw.com/de/endometriose-das-lange-warten-auf-die-diagnose/a-61444311

7 Maisie Hill, *Period Power* (Green Tree, 2019), S. 274-276.

8 Lynn Enright, *Vagina* (Allen & Unwin, 2019), S. 125.

9 Emma Barnett, *Period* (Harper Collins, 2019), S. 129.

10 Emma Barnett, *Period* (Harper Collins, 2019), S. 124.

11 Emma Barnett, *Period* (Harper Collins, 2019), S. 127.

12 https://madamegandhi.blog/2015/04/26/sisterhood-blood-and-boobs-at-the-london-marathon-2015/

13 »What Next for James Bond?«, The Sunday Times Culture Magazine, 8. März 2020.

14 Nimko Ali, *What We're Told Not to Talk About (But We're Going to Anyway)* (Penguin, 2020), S. 50.

15 Gordon Wenham, *The Book of Leviticus* (Eerdmans, 1979), S. 224.

16 Gordon Wenham, *The Book of Leviticus* (Eerdmans, 1979), S. 220.

17 https://hope-mission.de/gesundheit-reine-und-unreine-tierarten-in-der-bibel/#Unreine_Wasser-Tiere

18 Johannes Calvin, *Gesetzesharmonie*, Bd. 2, Kommentar zu 3. Mose 15.

19 Erwähnenswert ist auch, dass es wahrscheinlich noch andere Gründe gibt, warum vor allem die Zeit der Periode als unrein angesehen wurde. Es könnte damit zu tun haben: »Denn das Leben eines jeden Geschöpfes ist in seinem Blut« (3. Mose 17,11) – daher ist verschüttetes Blut ein Symbol des Todes (mehr dazu im letzten Teil; siehe S. 121). Vielleicht liegt es auch daran, dass die Periode ein Zeichen dafür ist, dass man nicht schwanger ist – und da Gottes Absichten im Alten Testament immer wieder damit verknüpft waren, dass eine Frau ein Kind bekam, wurde dies ganz und gar negativ bewertet (mehr dazu in Kapitel fünf).

20 Maisie Hill, *Superpower Periode* (VAK Verlags GmbH, 2020), S. 142.

21 Mark Meynell, *Colossians For You*, S. 130.

22 https://www.menopause-gesellschaft.de/themen/menopause/

23 Kathleen Nielson, *Women and God* (The Good Book Company, 2018), S. 109.

24 *Elle India*, Juni 2018.

25 *The Bible Speaks Today Commentary*, S. 171.

26 Lynn Enright, *Vagina* (Allen & Unwin), S. 180.

27 Einer Brigitte-Umfrage zufolge gibt eine Frau in Deutschland durchschnittlich etwa 18 000 Euro in 60 Jahren Erwachsenenleben für Kosmetik aus (siehe https://www.brigitte.de/beauty/make-up/so-viel-geben-wir-fuer-kosmetik-aus-10939426.html).

28 Mel Lacy, »Walking with Women Through the Menopause«, Word Alive 2019.

29 William Cowper, *Praise for the Fountain opened*, Conyers's Collection of Psalms and Hymns (1771).

30 Gordon Wenham, *The Book of Leviticus* (Eerdmans, 1979), S. 220.

31 https://thegospelcoalition.org/blogs/kevin-deyoung/sermonon-leviticus-181-30-part-1/

32 Hierbei handelt es sich um Verballhornungen des Wortes »woman«. Auf eine Übersetzung wurde verzichtet.

33 Zum Beispiel *Sex Matters: How Male-centric Medicine Endangers Women's Health and What We Can Do About It* von Dr. Alyson J. McGregor (Quercus, 2020).

34 https://www.facebook.com/watch/live/?v=567345387258279&ref=watch_permalink

35 Zum Beispiel *Growing Up God's Way for Girls* von Dr. Chris Richards and Dr. Liz Jones (Evangelical Press, 2014), das in einer dt. Übersetzung unter dem Titel *Mädchen Mädchen – wie du von Gott gedacht bist* (CLV, 2017) vorliegt.